轻松学习肌电图
Easy EMG

轻松学习肌电图

神经传导检查和肌电图操作指南　（第2版）

Easy EMG

A Guide to Performing Nerve Conduction Studies and Electromyography

原　著　Jay M. Weiss

Lyn D. Weiss

Julie K. Silver

绘　图　Dennis J. Dowling

主　译　潘　华

主　审　崔丽英

北京大学医学出版社

QINGSONG XUEXI JIDIANTU: SHENJING CHUANDAO JIANCHA HE JIDIANTU CAOZUO ZHINAN (DI 2 BAN)

图书在版编目（CIP）数据

轻松学习肌电图：神经传导检查和肌电图操作指南：
第 2 版/（美）杰·韦斯（Jay M. Weiss），（美）李·韦斯（Lyn D. Weiss），
（美）朱莉·希尔弗（Julie K. Silver）原著；潘华译.
—北京：北京大学医学出版社，2017.1（2020.10 重印）
书名原文：Easy EMG: A Guide to Performing Nerve Conduction Studies and Electromyography
ISBN 978-7-5659-1512-3

Ⅰ.①轻… Ⅱ.①杰…②李…③朱…④潘… Ⅲ.①神经系统疾病—肌电图—指南 Ⅳ.①R741.044-62

中国版本图书馆CIP 数据核字(2016) 第 276566 号

北京市版权局著作权合同登记号：图字：01-2016-6093

ELSEVIER

Elsevier(Singapore) Pte Ltd.
3 Killiney Road, #08-01 Winsland House I, Singapore 239519
Tel: (65) 6349-0200; Fax: (65) 6733-1817

Easy EMG: A Guide to Performing Nerve Conduction Studies and Electromyography, 2/E
Jay M. Weiss, Lyn D. Weiss, Julie K. Silver
Copyright © 2016, Elsevier Inc. All right reserved.
ISBN-13: 978-0-323-28664-0

Notice

轻松学习肌电图：神经传导检查和肌电图操作指南（第 2 版）

主　　译：潘　华
出版发行：北京大学医学出版社
地　　址：（100083）北京市海淀区学院路 38 号　北京大学医学部院内
电　　话：发行部 010-82802230；图书邮购 010-82802495
网　　址：http : //www.pumpress.com.cn
E－mail : booksale@bjmu.edu.cn
印　　刷：中煤（北京）印务有限公司
经　　销：新华书店
策划编辑：高　瑾
责任编辑：畅晓燕　　责任校对：金彤文　　责任印制：李　啸
开　　本：710 mm×1000 mm　1/16　印张：17.75　字数：383 千字
版　　次：2017 年 1 月第 1 版　2020 年 10 月第 2 次印刷
书　　号：ISBN 978-7-5659-1512-3
定　　价：78.00 元
版权所有，违者必究
（凡属质量问题请与本社发行部联系退换）

主　译　潘　华

主　审　崔丽英

译　者（按姓名汉语拼音排序）

董　培（首都医科大学附属北京天坛医院）

蔄　凡（首都医科大学附属北京天坛医院）

李朝霞（首都医科大学附属北京天坛医院）

潘　华（首都医科大学附属北京天坛医院）

王　颖（首都医科大学附属北京天坛医院）

王晓杰（清华大学附属第一医院）

隗冬梅（首都医科大学附属北京天坛医院）

杨　硕（首都医科大学附属北京天坛医院）

译者前言

我和我的同事在工作之余完成了《轻松学习肌电图：神经传导检查和肌电图操作指南》(*Easy EMG: A Guide to Performing Nerve Conduction Studies and Electromyography*)第2版的翻译工作。对于我们来说，翻译过程即是一次很好的学习过程。这本书以其简洁、明了的表格和图片的形式对周围神经系统的定位诊断做了归纳总结，同时将临床与电诊断很好地结合起来，提纲挈领地阐明了肌电图是临床神经系统查体的延续，为初学者提供了一本该领域的入门书。

本书第1版翻译出版后，受到很多初学者的欢迎。第2版对第1版的内容进行了更新，同时增加了"危重病性神经病和肌病""炎性神经病"和"神经肌肉接头疾病"三章，内容的扩充，有助于初学者更多地了解和掌握电生理在临床诊断及鉴别诊断中的应用，也为今后的深入学习提供了帮助。

本书的翻译工作是由天坛医院神经病学中心临床神经生理科医师们共同完成的，同时清华大学附属第一医院的王晓杰医师也加入到我们的队伍中。本书的翻译工作也得到协和医院神经科刘明生教授、管宇宙教授的大力帮助，并由我的老师协和医院崔丽英教授担任主审。

本书能顺利出版，应感谢所有参与者的精诚合作和辛勤付出，也感谢出版社老师们的协助。希望这本书能对从事肌电图工作的临床神经科医师、康复科医师、内分泌科医师等初学者有所帮助，并为今后深入的电生理学习奠定基础。由于水平有限，可能在译文中存在一些缺点和错误，诚恳希望广大读者批评指正。

潘 华

原著前言

在临床工作中，我们注意到有很多住院医师苦于寻找电诊断学检查的入门之法。鉴于此，愿本书可以成为一本该领域的入门书，提供相关的基本原理及知识。本书虽不是综合教科书，但希望可为他们日后的深入学习提供帮助。

作为第 2 版，本书更新了部分内容并且增加了一些章节。前 3 章为介绍性章节，简要回答了什么是肌电图，以及为什么做肌电图。第 4 章介绍了神经传导检查相关内容。第 5 章讨论了针电极肌电图的相关内容。第 6 章复习了周围神经损伤的表现。第 7 章为如何制订电诊断学检查计划提供了建议。第 8 章总结了肌电图操作人员应注意的易犯错误。

从第 9 章到第 20 章回顾了一些肌电图初学者常遇到的临床疾病。第 24 章讲解了如何书写完整的电诊断学报告。第 25 章详述了普遍认可的电诊断学实验室正常值，但需强调的是，各实验室应基于各自特定的患者人群及电诊断学仪器制订相关的各项正常值。第 26 章讨论了检查相关费用的医疗报销问题。

需注意的是，本书并未涵盖电诊断学检查的所有内容。由于本书主要针对本领域初学者，一些复杂的检查并未涉及，包括体感诱发电位、瞬目反射，以及单纤维肌电图。

在回顾了大量电诊断学检查相关技术内容的同时，本书也反复强调电诊断学检查是病史及体格检查的延伸。而作为医生，我们的首要义务不仅应握有仁术，更应怀有仁心。我们希望本书可以激励各位读者于终生的行医之旅中不断求索。

Lyn D. Weiss

Julie K. Silver

Jay M. Weiss

致　谢

感谢 Elsevier 出版集团的 Sharon Nash 在本书出版过程中给予的帮助以及 Walter Gaudino 博士为撰写本书给予的帮助。

Lyn D. Weiss
Julie K. Silver
Jay M. Weiss

目 录

第 1 章

什么是肌电图？

Julie K. Silver

电诊断检查入门难，初学者会感到非常困惑。掌握这门技术的最终目的是帮助你确认患者是否存在周围神经及肌肉损害，定位在哪个部位（图 1.1）。这个医学附属专业被美国神经肌肉和电诊断医学协会定义为电诊断学（electrodiagnostic medicine, 有时缩写为 EDX），即利用神经电生理技术证实患者的病变部位是在周围神经系统、神经肌肉接头或肌肉系统的某一个或几个部分，最终用来诊断、评估和治疗临床患者。

神经系统的解剖结构复杂是公认的，许多医学生、住院医师和学者发现起初接触神经系统学习时很有压力。这本书将向大家介绍简单易行的神经系统检查和课程，使你更容易理解。

不相信会有简单易学的方法吗？那就想想你小时候是如何学习阅读的吧。起初，字母表里所有的字母对你来说都没有意义：有些形如圈，有些像直线，有些呈角度，还有些是这些形状的组合。然而，当你认识了所有的字母，忽然发现它们到处可见并能被你认出，这时字母对你就有意义了。当然，这些积累只是为阅读提供准备。但在你学习了字母表后（学会字母表后，过不了多久），阅读就开始起步，直到学会阅读。循序渐进的电诊断检查学习也是如此。

这本书的前半部分内容就像学习字母表。需要你简单记忆一些术语，理解何时使用它们，并知道它们在何种情况下有意义——就像字母表中的字母。后半部分就好比是教给你如何阅读的，也就是说当临床需要行肌电图检查时，合理地运用记住的基本知识，你就能理解它所传递的信息并合理地分析结果。坚持学习"字母表 / 阅读"，也就是了解更多的电诊断教科书内容，在有经验的肌电图医师指导下掌握更多的临床经验就等同于学习语法和较高水平的阅读技巧，这也是相当重要的学习内容。但这并不意味着从一开始你就要学会这些。学习这本书的每一章，就像你先学习字母表，然后学会阅读一样，在不久的将来，你将会成为一名电生理诊断专家。

电诊断检查包括了多种不同的检查项目。最常见的检查项目（将在这本书中阐述的检查项目）是神经传导检查 (nerve conduction study, NCS) 和肌电图 (electromyography, EMG)。人们经常用肌电图一词泛指 NCS 和 EMG，因为这两个检查几乎总是在一起做。虽然这两项检查都是评估神经和（或）肌肉的电传导功能，但是侧重点不同，提供的信息不同。因此，为了避免混淆，最好在口头描述和书写时将这两项检查分开（尤其是在肌电图报告中）。

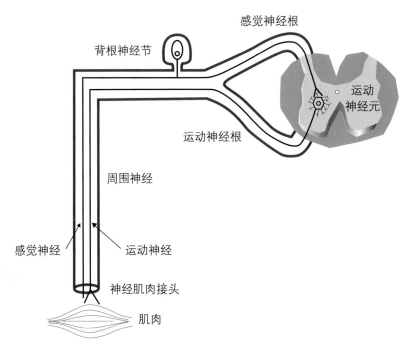

图 1.1 电诊断检查的目的是判定病变是否存在于周围神经系统通路和（或）肌肉上。如果存在，病灶在哪里。下面列举了可能的病变定位和相关的诊断：

运动神经元（前角细胞）——肌萎缩性脊髓侧索硬化症
根——颈或腰神经根病
轴突——中毒性神经病
髓鞘——吉兰 - 巴雷综合征
神经肌肉接头——重症肌无力
肌肉——肌营养不良

　　电诊断检查源于 19 世纪，最近 30 ~ 40 年才被临床认可。这其中的奥秘在于计算机技术更加成熟，操作更为简单。高度精细化的计算机技术极大地推动了它的发展，提高了这项检查的应用价值。

　　理解电诊断检查就是神经和肌肉系统检查的延伸这句话，会使你学习 EMG 和 NCS 变得更加容易。你了解神经和肌肉的基本解剖知识越多，电诊断检查学起来就越容易。如果你刚开始学习哪些神经支配哪些肌肉，就会觉得电诊断检查初学起来有些复杂。但只要坚持一下，就会掌握它。

　　表 1.1 总结了进行电诊断检查的步骤。这一章还将讲述两个基础的检查项目：EMG 和 NCS。你需要简要地记忆一些这方面的知识，随着学习的逐步深入，就会对电诊断检查有所感悟。

表 1.1 ■ 电诊断检查过程
1. 病史和体格检查，对诊断及鉴别诊断有帮助。
2. 选择适合的电诊断检查项目纳入到你的诊断或鉴别诊断清单中。
3. 向患者解释为什么要做这个检查，测试时会有什么样的感受。
4. 从专业技术角度讲，通常先进行 NCS 检查，随后进行 EMG 检查。
5. 对检测结果合理的解释可获得正确的诊断或缩小鉴别诊断的范围。
6. 及时、有效地与医生沟通检测结果。

神经传导检查

　　NCS 是使用电脉冲刺激神经，同时利用放置在皮肤上的电极进行记录（图 1.2 ）。想要研究运动神经，需将记录电极放置在你要测试（刺激）的神经所支配的肌肉上。然后记录肌肉的电反应，这样既可以判断神经状况是好是坏，又可以判断神经传导的速度。检测到的这些信息十分有用，可以帮助你判定患者的病情是源于神经还是肌肉。

　　NCS 被分成两类：运动和感觉神经传导检查。自主神经系统也可以进行检测，它较少用于临床，本书未涉及。NCS 可以检测浅表的周围神经和脑神经。原则上是双侧检查：①传导速度如何？（例如，刺激后传导速度是否正常？）②神经受刺激后引出的波形（动作电位波形）如何？（例如，表现为波形或波幅变化可能提示神经部

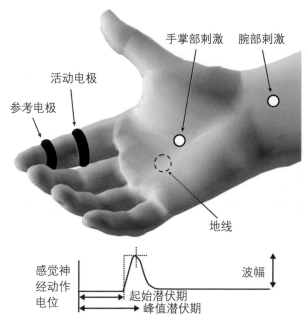

图 1.2　这是感觉神经传导检测的示意图。图示仪器检测到的感觉神经动作电位（SNAP）。按照图中示意的方法可以很容易地测量波幅和潜伏期

分受损，如髓鞘或轴突受损？）

　　对于 NCS 部分你需要记住表 1.2 中列出的术语。肌电图的术语将在第 5 章中进一步阐述。

表 1.2 ■ 神经传导检查相关术语

动作电位——是屏幕上显示的波形。（更细的分类包括复合神经动作电位、复合肌肉动作电位、感觉神经动作电位等。）

波幅——测量动作电位高度的最大值。

逆向传导——电脉冲沿正常生理相反的方向传导（例如，某一运动神经电脉冲离开肌肉反向传导至脊髓）。

传导速度——神经冲动传导的快慢，反映神经冲动传导中最快的部分（也可称为运动传导速度或感觉传导速度）。

F 波——超强电刺激神经，刺激沿神经干逆行后诱发的复合肌肉动作电位。神经纤维受到刺激后一部分顺行传导向肌肉，而它代表的是另一部分逆行传导到脊髓再返回到肌肉所需的时间。

潜伏期——刺激和反应之间的时间间隔（也可以称为运动潜伏期或感觉潜伏期）。

H 反射——通过顺向刺激感觉纤维诱发复合肌肉动作电位，突触在脊髓水平，通过运动纤维顺向返回。为脊髓单突触反射（霍夫曼反射），在正常人的腓肠肌 - 比目鱼肌和桡侧腕屈肌记录时可见。

顺向传导——电冲动沿正常生理走行方向进行的传导（例如，运动神经冲动从脊髓传到肌肉或感觉冲动朝向脊髓传导）。

肌电图

　　肌电图（EMG）是检查者将针电极插入到特定的肌肉来研究肌肉电活动的过程。这种电活动来自于肌肉本身，无需电刺激肌肉。EMG 不同于 NCS 因为它不测试神经。不过，你确实可以通过检测肌肉电活动得到神经的信息。（要记住：所有的肌肉都是由神经支配，所以如果你能确定肌肉出现问题，那么你可能同时获得了支配这些肌肉的神经的信息。）

　　在以下方面 EMG 不同于 NCS：

1. EMG 是指针电极插入肌肉，而不是在皮肤上放置电极（NCS）。

2. EMG 不使用任何电刺激，而是观察肌肉本身的电活动。

3. 通过 EMG 可以直接得到肌肉的信息，间接获得支配肌肉的神经的信息。

（隗冬梅　王晓杰　潘华　译）

第 2 章

为什么要做电诊断检查?

Julie K. Silver

电诊断检查是一种重要的检测手段,它能帮助医生判断神经和肌肉方面的问题。EMG 和 NCS 是解决这些难题的钥匙。摆在你面前的问题有些相对简单可以直接解决,有些可能错综复杂,解决时没有头绪。怎么办呢? 你可以把见到的琐碎的信息罗列在一起,一点点理顺,解决它的整体思路就清晰了。许多难题的细枝末节包含在病史、体格检查、实验室检查和影像学检查中。

电诊断检查可提供电生理方面的诊断。EMG 和 NCS 可以反映神经和肌肉的生理功能状况,它不像影像学如磁共振成像(MRI)或 X 线那样,通过阅读复杂的结构图片来辅助诊断疾病。这不是说影像学没有电诊断检查用处大,而是二者从不同的角度进行辅助诊断,在神经肌肉疾病确立诊断的过程中发挥着自己的作用。

电诊断检查并不是解决临床问题的万能钥匙。作为一个临床医生,需要掌握使用它的适应证,什么时候选择影像学检查、什么时候选择电诊断检查。学到 EMG 和 NCS 方面的知识越多,对诊断的帮助越大。

遇到下面这些情况,可以考虑行电诊断检查:

1. 患者有麻木感。

2. 患者主诉刺痛(感觉异常)。

3. 患者有疼痛感。

4. 患者感觉力弱。

5. 患者有跛行。

6. 患者有肌萎缩。

7. 患者有深反射减弱或消失。

8. 患者有疲乏感。

当然,仅仅依靠这些症状或体征就推荐进行 NCS 和(或)EMG 检查极为不妥。例如,一位年轻的女患者主诉手臂疼痛。询问病史得知她跌倒了,检查发现有一处大的擦伤,这说明她的疼痛源于外伤。主要的鉴别诊断应从疼痛的病因谈起。若此时考虑电诊断检查当然不可行。不过,如果患者出现多种症状或体征与他的病史和体格检查不相符时,电诊断检查可以作为神经科临床查体的延伸,有助于鉴别诊断。

电诊断检查不仅用于确定某些疾病的诊断,它还用于一些手术的辅助定位,有时往往优于影像技术。在损伤后恢复(或恶化)过程中应用电诊断检查还可以随访观察，用来判断病情及推断预后。

总之，电诊断检查应用于：

1. 建立正确的诊断。

2. 病变定位。

3. 在已知诊断的基础上确定治疗对策。

4. 提供有关预后的信息。

下面的范例可供参考：

例1

一位男性患者出现手部疼痛、感觉异常和麻木，以示指和中指最为显著。追问病史，曾有颈部疼痛。查体无阳性体征。鉴别诊断包括腕管综合征（正中神经在手腕嵌压）和神经根型颈椎病。选择 EMG 和 NCS 帮助确定诊断。

例2

另一个男性患者出现了同样的症状，但他没有颈部疼痛。曾经被诊断为腕管综合征，并接受局部皮质类固醇注射治疗，几个月后症状完全缓解（在腕管内注射皮质类固醇是治疗和诊断腕管综合征的好方法）。但是现在，他的症状又反复了。在这种情况下针对腕管综合征的电诊断检查，可以判定病情的严重程度，为决定是否保守治疗或进一步手术治疗提供可靠的参考数据。

例3

来就诊的第三个男性患者，3个月前已经进行了腕管手术。症状有好转但还是无力。手术之前已做 EMG 和 NCS 证实为正中神经重度损伤。现在，他需要复查，再次检测可以提供有关预后的信息。通过两次检查结果比较，可以推断正中神经的状态，从而判断预后。

电诊断检查医生精通专业技术的同时还应富有同情心

你读这本书的原因是想要更好地掌握专业技能。美国神经肌肉和电诊断学协会（AANEM）提供了医生资质与实验室指南信息，在成为一个电诊断方面的医学专家之前，你需要接受相关的培训。例如，AANEM 建议临床医生接受至少6个月在物理医学和康复（PM & R）或神经科领域的专职训练，完成至少200例检查。为了通过由美国电诊断医学委员会（ABEM）提供的考试，医生也必须在他们的培训下至少有1年的工作经验。学习这本书及相关专业书籍、从医学杂志上阅读文献、打下良好的解剖学基础，然后经过专业机构严格的实践技能培训，所有这些都有助于把你变成一个电诊断专家。

也许你觉得为患者行电诊断检查很容易，要知道患者与你感受并不相同。许多患者害怕这项检查，他们可能听说过这项检查非常疼，或者有些人本身存在针恐惧症。最好在技术熟练的前提下，让患者检查前有心理准备，检测时尽可能放松。下面的建议将有助于减轻患者的焦虑状态：

1. 避免让患者等待，因为那样只会增加他们的焦虑情绪。
2. 在你开始之前，向患者解释你将做什么。一定要告知患者电刺激只发生在 NCS 而不发生在 EMG。
3. 解释这项检查在确定诊断中的重要性。
4. 让患者放心，检查时如果患者有需求，可以随时停止，一定要兑现这一要求。
5. 如果你认为患者耐受性差，检查顺序要从相对重要的项目开始。
6. 虽然镇痛和镇静作用的药物不常规使用，但还是可以考虑（尤其是在儿科患者中）。
7. 在检查过程中，可以与患者聊天转移他们的注意力。通过问问题比较容易分散患者的注意力。例如，他们喜欢做什么，喜欢去哪里等一些类似的问题。有些肌电图医生还会在检测过程中播放患者喜欢的音乐。
8. 在大多数情况下，最好不要让患者看到针头，因为许多人看到长针就联想到更多的疼痛。（肌电图针长而细，为通过皮肤和肌肉时减小阻力而涂有聚四氟乙烯，不会比同样直径的常规针伤害大。）此外，多数患者感觉电刺激比电击舒适些，电击会使人联想到受折磨的感觉。
9. 向患者保证，你将尽量减少测试的总时间，需要做的项目才做。
10. 检查室温度适宜。这有两方面的考虑。首先，一般患者检查时只穿一件检查用的长袍，很容易感冒，所以房间温暖会使他们感觉更舒服。另外，如果患者的四肢是凉的，电诊断测试结果会受到影响（见第 8 章，注意事项）。

特别注意事项

有许多临床情况值得注意。若是符合电诊断检查适应证的病例，只要医生采取措施保证患者（和医生）的安全以及测试的准确性就行。

病态肥胖者

那些超重、肥胖的患者，难以（或不可能）定位深部肌肉。必须注意确保针头确实放置在正确的肌肉中。测试中可能需要超长针。

瘦人

对于非常纤瘦的患者，重要的是不要把针插得太深，因为那样会伤害其他组织（例如，针插入瘦人的胸段脊旁肌可穿入肺而引起气胸）。

异常出血

已知异常出血或抗凝治疗的患者应首先根据个体状况进行风险评估。参考最近一次的实验室检测的凝血参数是有益的。抗凝治疗不是肌电图检查的绝对禁忌证。

出血预防措施

必须经常练习安全的进针程序来保护自己和患者不受伤。这些措施包括操作时检查者戴手套，EMG 使用无菌一次性针，如果需要重复进针则采用单手进针，用后立即将针放在指定的利器容器内。

禁忌证

电诊断检查的绝对禁忌证相对较少。严重的异常出血或抗凝治疗时不选择肌电图检查。NCS 禁忌证是有自动植入式心脏除颤器。一个心脏起搏器的患者不应接受跨过心脏起搏器的直接电刺激。有活动性皮肤或软组织感染的人（例如，蜂窝织炎）不应该在感染附近进行针刺 EMG 测试。

并发症

由熟练的临床医生操作的电诊断检查出现并发症的概率很小。并发症包括感染、出血和针意外穿透到肌肉之外的组织（例如，肺或神经）。

争议

任何一项检查都存在争议，电诊断检查也是如此。EMG 和 NCS 可以提供有价值的信息，这一点毫无疑问，有很多有价值的病例值得深入研究。当然，所有检查都应该严格掌握适应证。如果这些检查都是无痛的、安全的，而且是免费的，就不会存在任何争议。神经电诊断检查时患者会感到不适（虽然这可以用熟练的技术和富有同情心的方法来弱化），而且价格比较昂贵。尽管此检查相对安全，类似于局部注射，也同样存在非常小的并发症的风险。要权衡利弊，再行检查。AANEM 转诊指南中提出，"如果检查结果不能提供对诊断有用的信息，EDX 检查就不应进行"[1]。因此，每次行电诊断检查前都要评估此项检查是否有必要做，是否符合适应证；检查结果是否会帮助你确立诊断、辅助治疗或判断预后。另外，同等条件下是否可以选择另一种更经济实惠，而又无创且能提供相同信息的检查呢？请记住重要的一项原则是最好无创。

（隗冬梅　王晓杰　潘华　译）

参考文献

1. American Association of Electrodiagnostic Medicine . Referral guidelines for electrodiagnostic medicine consultations . Muscle Nerve Suppl 1999 ; 8 : S107 – 8.

第 3 章

仪器设备

Julie K. Silver

仪器的基本配置

现代电诊断设备包括计算机和相关的硬件及软件（图 3.1）。标准硬件包括显示器、键盘、计算机硬件和软件。专业软件的不同在于使用方便，能执行特定的功能，且与其他软件兼容。为了满足临床医生对检查项目的要求，所有的电诊断软件都包括以下基本功能：

- 进行 EMG 和 NCS 检测
- 收集数据
- 分析结果（用预先设计好的程序通过计算机自动运算来实现）
- 存储信息。

使用键盘和（或）鼠标输入数据。肌电图仪可处理不同的字和词，并具有通过模板生成报告的功能。当你进行 NCS 检测时，你需要的信息就显示在电脑屏幕上。在 EMG 检测中，你会看到同样的所需采集的信息显示在屏幕上，同时你也会听到音频信息（声音）。视频和音频数据两者结合对于正确解释肌电图的结果提供了重要的依据。

记录电极

不同种类的电极在电诊断检查中有各自的使用价值。表 3.1 列出了常用的电极种类及其应用范围。

表面电极

表面电极用于常规 NCS 检测。电极通常是环形或盘状的（图 3.2）。它们既可以是一次性的，也可以是非一次性的。非一次性电极由不锈钢制成，表面镀银，极少也有镀金。这些电极用胶带固定在皮肤上，可重复使用。前一位患者检查后进行清洗，后一位患者备用。为了降低阻抗可加用导电膏（因为皮肤和毛囊存在大小不等的阻抗）。一次性电极表面的皮肤接触面通常有黏性且内含导电介质，进行传导检测时，无需胶带或导电膏。

三种表面电极用于 NCS 检查：即记录电极、参考电极和地线。在 EMG 检测中，

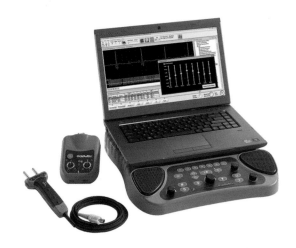

图 3.1　肌电图仪。（Cadwell 实验室提供）

表 3.1 ■ 用于 NCS 和 EMG 的电极

NCS
- 记录（表面电极，这也被称为采集电极）
- 参考（表面电极）
- 接地（表面电极）

EMG
- 记录（针电极）
- 参考（表面电极）*
- 接地（表面电极）

* 表面参考电极用于单电极针行 EMG 检测时；同心圆针自带参考电极，因而不需要参考电极

通常表面电极用作地线，若记录电极为单极针电极，需要一个表面电极作为参考电极。

针电极

　　针电极一般用于 EMG，偶尔也用在 NCS。针电极是一次性的，只用于一个患者（一次性使用）。针电极可分为单极、双极或同心。单极针一般不贵，痛苦少（直径小，用聚四氟乙烯涂层），但电稳定性较双极针或同心针差。用单极针电极行 EMG 时，还需一个单独的表面参考电极；而用同心针，参考电极就是针筒，不需要单独的参考电极。还有用于注射的 EMG 针电极（例如，肉毒杆菌毒素注射；图 3.3）。有关针电极的进一步介绍，请参见第 5 章肌电图。

放大器

　　放大器是肌电图仪较为复杂的部分，它的概念很简单：就是为了放大信号以便屏幕显示（图 3.4）。放大的大部分功能由集成电路或芯片完成。生物电信号在衰减之

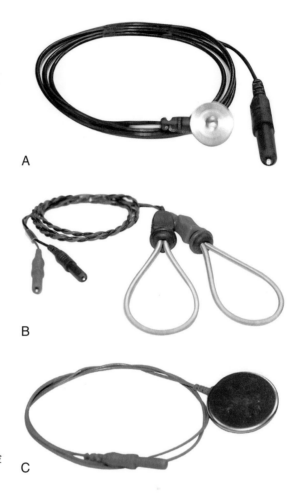

图 3.2　（A）盘状电极；（B）环状电极；
（C）接地电极（地线）。（Cadwell 实验
室提供）

前到达前置放大器是为了：①确保滤波器有足够的信号电压来处理；②确保信号电压的水平远高于系统噪声。信号先传至前置放大器，然后到滤波器，最后到放大器。差分放大器广泛应用于电诊断检查，它的优势在于共模抑制。这意味着干扰信号被排斥掉，不会与你需要的生物信号同时放大。临床上最常见的干扰是 60 Hz 的非生物电信号，这是由线电压通过电路产生的。

差分放大器从记录电极中获取电脉冲并放大它们。然后把电脉冲从参考电极分离出来，反转并放大它们。这样，两个电极对于出现的任何常见的噪声（无关的电活动、肌源性噪声和心电图干扰）都可以排除掉。如此，两个电极之间的差异就被放大了，这就是所需要的信号。常见干扰因素如外来噪声被拒绝，称之为共模抑制。共模抑制比率是衡量一个放大器消除这种常见噪声好坏的标志。

滤波器

滤波器会帮助你排除高频、低频电噪声信号。所有波形代表一个波的不同波幅、

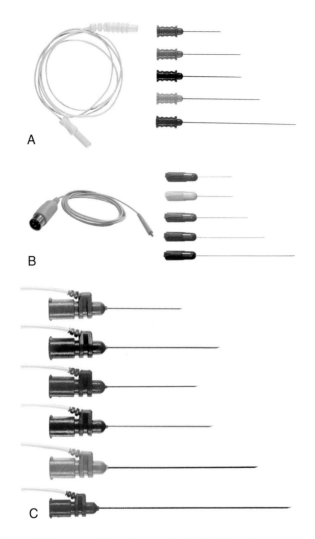

图 3.3 （A）单极针；（B）同心针；（C）可注射的针。（Cadwell 实验室提供）

潜伏期和频率的总和。每一个在 NCS 和 EMG 上的信号通过低频和高频滤波后才显示出来。低频滤波器被称为高通，因为它们让高频信号通过。滤过低频信号的范围取决于你的设置。同样，高频滤波器被称为低通，因为它们让低频信号通过。使用滤波器重要的是要权衡高低频滤过的程度，你所需要的信号会有某种程度的改变。例如，如果降低滤波器低频限制，更多的低频信号将通过，则记录电位的持续时间会稍延长。同样，如果降低滤波器的高频限定，更多的高频信号被排除，则记录电位的潜伏期可能延长。表 3.2 总结了过滤器的作用，并给出了常规 NCS 和 EMG 的滤波范围设置。

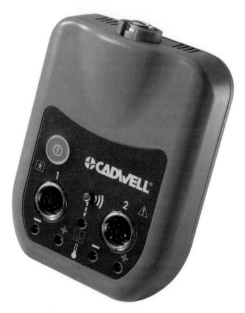

图 3.4 前置放大器。(Cadwell 实验室提供)

表 3.2 ■ 滤波器

低频	高通	过滤出低频信号，滤出的波形基线不稳定
高频	低通	过滤出高频信号，滤出的波形有些信号被掩盖，如感觉神经动作电位或纤颤电位，特别是感觉神经传导检测时出现基线噪声

显示系统

电诊断检查的显示系统是一个带视窗的电脑屏幕。在显示系统上有 2 个设置，操作者必须熟悉该系统的扫描速度和灵敏度（有时也被称为增益）。调整它们能使屏幕上显示的信号呈最佳状态。水平轴是扫描速度，其单位是毫秒（ ms ）。1 秒有 1000 毫秒（图 3.5 ）。垂直轴是灵敏度，反映的是波幅大小 [在运动检测时是毫伏（ mV ），在感觉检测时是微伏（ μV ）] （图 3.6 ）。1mV 有 1000 μV，1V 有 1000mV。NCS 运动检测的初始设置建议列于表 3.3，感觉检测的初始设置建议列于表 3.4。

人为因素和技术因素

生理因素（与患者相关）

刺激伪迹 刺激伪迹是电刺激的反应，直接由刺激引起。它发生在所有 NCS 中；当刺激干扰伪迹边缘与实际波形重叠在一起时才会出现问题，造成此时难以辨认真正的波形（图 3.7 ）。因而，确保地线在记录和刺激电极之间可以最大限度地减少刺激伪迹。

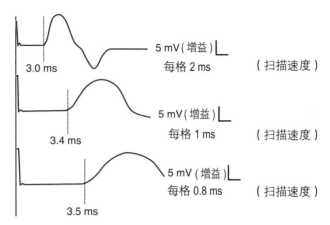

图 3.5　扫描速度变化引起的潜伏期波形变化。（摘自 Preston DC, Shapiro BE. Electromyography and Neuromuscular Disorders. London: Butterworth-Heinemann; 1998.）

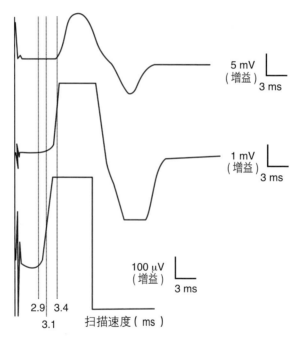

图 3.6　增加 CMAP 灵敏度（增益）的屏幕效果。（摘自 Preston DC, Shapiro BE. Electromyography and Neuromuscular Disorders. London: Butterworth-Heinemann; 1998.）

表 3.3 ■　运动 NCS 初始设置

扫描速度	2～3 毫秒 / 格
灵敏度（增益）	5000 微伏 / 格（5 毫伏 / 格）
低频滤波器	10 Hz
高频滤波器	10 kHz

摘自 Misulis K. Essentials of Clinical Neurophysiology. London: Butterworth-Heinemann; 1997

表 3.4 ■ 感觉 NCS 初始设置

扫描速度	1 ~ 2 毫秒 / 格（一般 1 屏为 10 格）
灵敏度（增益）	20 微伏 / 格
低频滤波器	2 ~ 10 Hz
高频滤波器	2 kHz

摘自 Misulis K. Essentials of Clinical Neurophysiology. London: Butterworth-Heinemann; 1997

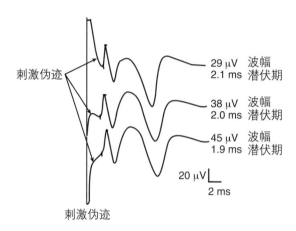

图 3.7　过大的刺激伪迹可能会错误地降低幅度和延长潜伏期。（摘自 Preston DC, Shapiro BE. Electromyography and Neuromuscular Disorders. London: Butterworth-Heinemann; 1998.）

滤波器

本章前面提到过滤波器的强大功能，再次提到它是因为它对你十分有用。滤波器会如实地呈现你想要的生物电信号，同时排除高频和低频电噪声。所记录的生物信号与干扰电噪声的比值（信噪比、s/n 比）越低，越能清晰地显示所需电信号，从而更准确地记录动作电位。

电极放置

若电极放置不当会出现很多问题。这个话题将会在书的其余章节详细地展开。之所以在这里强调是因为准确的电极放置为电生理检测到精准的数据提供了重要的准备工作。

刺激

在 NCS 中理解并应用超强刺激很重要。只有超强刺激才能确保所刺激的每条神经轴突去极化（H 反射为例外）。检查时逐渐增加刺激强度，直到波幅不再增加，即达到超强刺激点。如果在神经远端部位达不到超强刺激，得到的波幅可能降低，由此可能导致判断错误，误认为波幅下降是轴突损伤引起。在神经近端部位达不到超强刺激，可能会误认为出现传导阻滞（通过某一点时神经传导的动作电位引不出或波幅低，而该点以下是正常的）。以上两种情况下，如果怀疑神经异常支配或神经损伤显然是错的。

当然，好事过头反成坏事，这句谚语适用于生活中的很多情况。对神经传导检测中的刺激也是这样的，刺激强度过大可能会导致邻近神经的协同刺激或刺激远离位点的神经兴奋。所以，恰到好处的超强刺激是使所检测的神经达到超强刺激，而不会兴奋邻近神经。

测量

虽然机器会完成很多计算，但是操作者仍然需要测量刺激电极与记录电极之间的距离用来计算传导速度。测量一定要准确。如果测量时跨越关节，此时患者肢体如果处在不同的位置，就会出现测量误差，测量的距离相应会发生改变，如检查尺神经时肘部伸直与屈曲的距离差别就很大。因此，在检测尺神经时，最好保持屈肘，维持在同样的位置，尤其是测试时（双侧要保持相同的角度）。电诊断检查中为减小皮肤测量的误差，可以增加检查神经节段的距离（即距离越短，测量误差可能会越大）。一般来说测量距离时，要沿着神经的走行，而不是测量刺激和记录电极之间最短的距离。

除了卷尺测量，电诊断实验室里的另一个必要的测量工具是温度计。这是一般的红外线温度计或皮肤上的接触式温度计，用于记录皮肤温度。如果被检测的肢体温度低，有可能出现潜伏期延长和波幅改变（通常是增加），尤其是在感觉神经检测中。

扫描速度和灵敏度

扫描速度和灵敏度都可以影响 NCS 结果。灵敏度越高，起始潜伏期就越短。因此，使用相同的灵敏度和扫描速度测量记录到的所有潜伏期，这样检测到的数据更准确。

（隗冬梅　王晓杰　潘华　译）

第 4 章

神经传导检查

Lyn D. Weiss ■ Jay M. Weiss

　　神经传导检查（NCS）可以定义为在周围神经的某一部位诱发可传播的动作电位，并于某一远距离处记录沿该周围神经传导的电冲动。换言之，即在神经传导通路的某一点或某几点刺激神经，并记录此神经的电活动反应。

　　检测神经传导电冲动的能力可以协助评估是否存在神经受损。神经传导检查沿着周围神经较易接近处进行，使我们可以精确定位局灶性损伤，有助于我们探索周围神经系统疾病的病变过程。检测的可靠性会随着技术方面的标准化而提高。本章我们将讨论神经传导检查的价值及操作方法。

　　常用的神经传导检查方法包括运动神经的复合肌肉动作电位（compound muscle action potential，CMAP）、感觉神经的感觉神经动作电位（sensory nerve action potential，SNAP）、混合神经的复合神经动作电位（compound nerve action potential，CNAP），以及晚反应（主要为 F 波和 H 反射）。关于 F 波和 H 反射的讨论，请参见第 12 章。

生理学

　　了解神经生理对进行神经传导检查至关重要。毕竟，神经检查是基于生理学的，而非解剖学。为了检查神经功能，我们必须理解神经信号的传导通路。

　　神经沿其轴突以去极化波的形式传导电冲动。轴突是近端神经元胞体向周围延伸而形成的。运动神经元胞体位于脊髓（前角细胞）内，感觉神经元胞体位于外周的背根神经节处（图 4.1）。轴突表面的膜称为轴膜，轴突内含有轴浆。静息时，轴突内相对轴突外呈负电位。当轴突传导电冲动时，电压依赖性钠通道开放，并允许钠离子（$Na+$）内流。这种阳离子内流使轴突去极化，并引起邻近部位静息电位改变，通道进一步开放，因此产生去极化波（图 4.2）。

　　虽然神经有其生理的传导方向（运动为从脊髓向外周发出，感觉从外周回到脊髓），但是在神经传导通路的某一点给予电刺激，去极化波会由刺激点向双向传导。神经传导可被顺向测量（与生理传导方向一致），亦可被逆向测量（与生理传导方向相反）。如果神经足够表浅，运动及感觉神经动作电位可以应用表面电极从皮肤记录。通过记录运动神经所支配肌肉的电活动来检测该运动神经是较常用的方法（且技术方

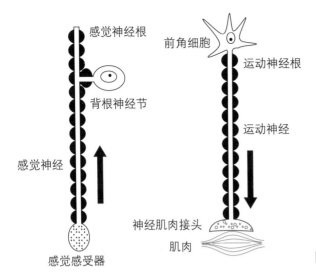

图 4.1   感觉神经与运动神经胞体

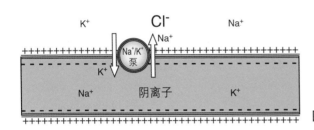

图 4.2   去极化波

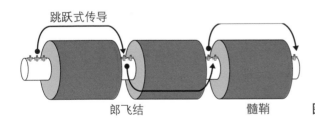

图 4.3   有髓神经

面较简单）。

　　通常，仅在有髓神经纤维进行神经传导检查，因为无髓神经纤维传导速度极慢，对 CMAP 和 SNAP 的波形无明显影响。有髓神经纤维由轴突及其周围髓鞘组成（图 4.3）。髓鞘为包绕在运动神经轴突及多数感觉神经轴突周围的连接物。髓鞘由施万细胞形成，主要作用为增加神经传导速度。髓鞘作为极好的绝缘体，为跳跃式传导提供可能。去极化仅发生在髓鞘之间的结点（郎飞结）处，从而产生跳跃式传导。因此，有髓神经轴突的电压依赖性钠通道主要集中在郎飞结，而结间区几乎没有。这种跳跃式传导方式，无需结间去极化，可使传导速度提升 10 倍以上。

　　有髓轴突的传导速度为 40 ~ 70 m/s。相比之下，无髓轴突的传导速度慢很多，为 1 ~ 5 m/s。无髓轴突不能跳跃式传导，电压依赖性通道均匀分布于神经上。神经传导的速度很大程度上取决于电压依赖性通道开放所需的时间。由于无髓神经单位长度的电压依赖性通道较多，其传导速度不足有髓神经的 1/10。

关于髓鞘需要记住的重点是：

- 髓鞘可加快神经传导动作电位的速度。
- 髓鞘具备轴突绝缘体的功能。
- 有髓神经去极化仅发生在无髓鞘的部位（郎飞结），从而形成跳跃式传导。
- 传导速度与结间距离及髓鞘绝缘效果有关。

脱髓鞘是指有髓轴突失去覆盖的髓鞘。脱髓鞘改变后不同于无髓鞘，无髓轴突可以沿轴突进行缓慢的神经传导，然而脱髓鞘的轴突在脱髓鞘区域不能进行神经传导（因为钠通道和钾通道仅存在于郎飞结），这种损伤区域传导功能的丧失称为传导阻滞。神经失用便是用来形容引发传导阻滞的损伤。

值得注意的是，轴突以"全或无"的形式进行应答，动作电位的产生为多个轴突共同参与的总和。所以神经失用性损伤会导致动作电位波幅下降，从不到 1% 到接近 100%。实际上，低于 20% 的神经失用性损伤很少被诊断出来，原因在于正常情况下不同刺激点也会引起波幅差异。

脱髓鞘损伤后，在恢复期可见典型的不成熟髓鞘再生。不成熟髓鞘的绝缘性低于成熟髓鞘，故在神经传导检查中可以发现神经传导的恢复，但是其传导速度低于正常。因此，传导速度减慢及传导阻滞表明存在脱髓鞘损伤，而非轴突损伤。

动作电位

动作电位是多个电位的总和。CMAP 是被激活的运动单位（肌纤维）的总和，而 SNAP 是单个感觉神经纤维的总和，每条纤维有各自的波幅及差异较小的传导速度。汇总后形成一条特征性曲线（通常呈钟形），曲线首先上升的部分代表最快纤维，经典的动作电位用时间与波幅的图像展示（图 4.4）。波幅可以从起点到波峰（A-B）或从波峰到波谷（B-C）进行测量，时限为起点到恢复的时间（A-D），曲线下面积是波幅与时限的函数。一些电生理学家认为，与单纯依赖波幅相比，曲线下面积（负相波面积）可以更好地评估被激活的轴突的数量。（需要记住，在电诊断学术语中，负相为曲线离开基线向上的部分，正向为曲线离开基线向下的部分。）

动作电位的组成

潜伏期

潜伏期是指从神经受到刺激到出现 CMAP 或 SNAP 的时间。CMAP 的起始潜伏期代表最快神经纤维的到达（肌肉上记录电极处）时间。单个神经纤维的传导速度存在正常差异，这种差异构成时间离散曲线，通常呈高斯曲线或钟形曲线，代表神经

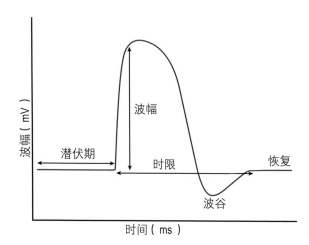

图 4.4   复合肌肉动作电位

纤维的数量（波幅）及传导速度（潜伏期）。

感觉神经的潜伏期仅与最快纤维的传导速度及去极化波的传播距离有关。运动神经的潜伏期除与传导速度及传播距离有关外，还与神经 - 肌肉接头处突触传递时间及肌肉内传导速度有关，而突触或神经 - 肌肉接头处的延迟通常非常短暂（估计约为 1ms），确切时间可能有所变化。潜伏期通常计算到负相波（向上）偏离基线起点处。如果起始部分为正相波，一般需要重新调整电极位置，因为此时电极所记录的肌肉很可能并非由受刺激的神经所支配。

必须强调的一点是，没有标准距离或实际记录距离的潜伏期测量是没有意义的。例如，如果某个患者的手较大，正中神经运动潜伏期的标准距离为 8 cm，这一标准距离的限定不允许在腕部进行刺激，如果在 10 cm 处刺激，但又缺少在此距离处刺激的记录，将会表现为患者正中神经通过腕部时传导速度减慢，因为更长的距离需要更长的传播时间。潜伏期正常值列于第 25 章（正常值表）。

传导速度

传导速度是指神经纤维传播动作电位的快慢，可以通过以下公式计算：

$$速度 = 距离 / 时间$$

如前文所述，感觉神经没有神经 - 肌肉接头，故其传导速度可直接通过动作电位传播一定距离（cm）所需时间（ms）来计算。由于运动神经需要通过神经 - 肌肉接头，所以其传导速度不能直接计算，通常采用以下公式：

$$速度 = 距离变化量 / 时间变化量$$

至少刺激两点（分别在同一神经的近端及远端进行刺激，在同一肌肉记录），两刺激点间的距离除以两动作电位潜伏期差值即为运动神经传导速度。正常情况下，上肢神经传导速度平均值在 50 m/s 以上，下肢在 40 m/s 以上。

波幅

CMAP 波幅为单个电位波幅的总和。神经纤维轴突以相似的传导速度使肌纤维去极化产生单个电位。因此，波幅与轴突的完整性、肌纤维的去极化以及单个纤维传导速度的变化范围有关。如果部分快纤维及部分慢纤维混合，动作电位时限将延长（波形离散），波幅降低（图 4.5）。当 CMAP 波幅降低，需要鉴别是波形离散还是轴突数量下降（图 4.6）。与波幅相比，曲线下面积可以更好地反映轴突数量或去极化的肌纤维数量，特别是对波形离散病例。

大多数情况下，面积测量值与波幅测量值反映的结果相似，均为常用方法。运动神经波幅通常以毫伏计算，感觉神经波幅明显偏小，多以微伏计算。CMAP 波幅通常用基线至负波波峰或波峰至波峰表示。SNAP 波幅通常用负波波峰至正波波峰或基线至负波波峰表示。

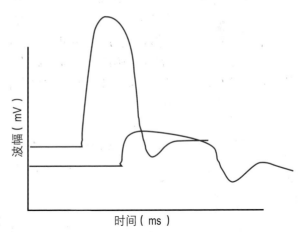

图 4.5　波形离散

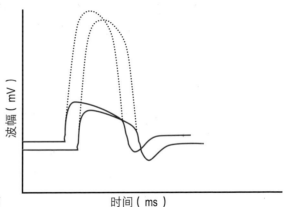

图 4.6　轴突损失，虚线为正常波幅

时限

时限是指从起始潜伏期至终止潜伏期的时间。换言之，即从离开基线到回到基线的时间。在一些伴有不同程度神经纤维受累的脱髓鞘疾病，时限可能延长（波形离散）。通常，相对于先天性神经病而言，波形离散多见于获得性神经病。

技术方面

刺激器

一个刺激器包含两个电极（阴极和阳极）。通常手持型刺激器两电极间具有固定距离。当刺激时，阴极（黑色或负极）通常朝向神经被刺激的方向放置。刺激点将在本章后续介绍。应使用导电膏以确保电极接触良好。每次更换刺激位置时均应使用导电膏。

刺激点

了解神经解剖知识对准确刺激神经是必需的。足够强的脉冲刺激可以刺激任何神经。越表浅的神经越容易受到刺激（并且更加准确）。实际上，常规是在神经表浅处进行刺激，此时电脉冲刺激量患者多可承受，也可以更准确地定位神经刺激点。离阴极越远的神经，所需要的刺激量越强。超强刺激一般出现于进一步增加刺激量不能提高动作电位波幅时。当刺激量超过此界点，会改变潜伏期或刺激邻近神经。应注意避免过度的超强刺激。

一些神经只能在神经传导通路的有限距离内接受刺激，而另一些神经可在沿神经走行的许多点接受刺激。在单纯的运动神经检测中，应选择两个刺激点。对于可疑卡压病例，分别在可疑区域的近端和远端进行刺激是十分重要的。

记录电极

神经传导检测及肌电图检查中，记录动作电位需要应用三个电极，分别为记录电极、参考电极、地线。

记录（活动）电极：在运动神经检查中，记录或活动电极需要放置于肌腹处（最好为运动点，神经进入肌肉处）。在感觉神经检查中，记录（活动）电极直接放置于神经上（神经越表浅越好）。

参考电极：当记录 CMAP 时，参考电极（或称 E2、G2）通常置于肌肉远端肌腱或骨上。当记录 SNAP 时，参考电极与记录电极的最佳距离为 3 ~ 4 cm。如果 SNAP 记录电极与参考电极距离过近，会使波幅下降，造成轴突损伤假象。两电极间距离小于 3 ~ 4 cm 对 CMAP 的影响较小。

地线：第三种电极称为地线，接地对减小干扰十分重要。通常地线明显大于记录电极，以保证与患者有足够大的接触面积。地线需要放置于刺激电极与记录电极之间。

晚反应

　　H- 反射是包含运动神经及感觉神经的单突触脊髓反射。它所进行的电测试的纤维与足踝反射相同。事实上，当足踝反射存在时，很少会引不出 H- 反射。一旦出现这种情况，需要考虑技术因素。理论上，这是评价神经根病变的敏感方法，因为：①它可以协助评估近端损伤；②它在神经根病变早期出现异常；③它包含背根神经节近端感觉纤维。H- 反射最初用于评价 S1 纤维的传入及传出。临床上，由于肌节重叠导致 L5 与 S1 神经根病变的 EMG 表现相似，H- 反射是最有价值的鉴别 L5 与 S1 神经根病变的方法。

　　在评价 S1 神经根病变时，H- 反射潜伏期在腓肠肌 - 比目鱼肌群处记录，在腘窝处刺激胫神经（图 4.7）。阴极位于阳极近端，给予次强刺激可以引出 H- 反射。在出

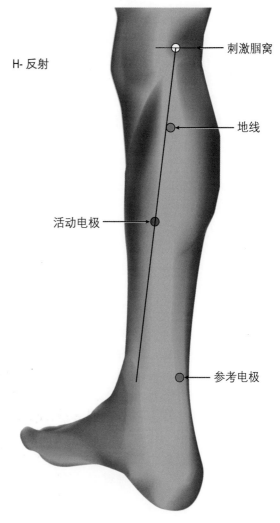

H- 反射

刺激腘窝

地线

活动电极

参考电极

图 4.7　H- 反射的设置

现 H- 波最大波幅后，继续不断增加刺激强度，可见 H- 波波幅逐渐下降，并出现 M-波波幅逐渐增加。超强刺激下，H- 反射消失。

H- 反射也可在桡侧腕屈肌处记录，在肘部刺激正中神经。正中神经 H- 反射不常用，而且其对神经根病变的诊断价值不及下肢 H- 反射。通常情况下，腓肠肌 - 比目鱼肌 H- 反射潜伏期侧间差大于 1.5 ms 对诊断 S1 神经根病变有意义。

虽然 H- 反射比较敏感，但是其有以下不足：

1. 部分患者存在 S1 神经根病变，但是 H- 反射正常。
2. H- 反射异常对神经根病变仅是提示性作用，而非确定性的，因为异常可能来源于长通路中的其他部分，譬如周围神经、神经丛、脊髓。
3. 一旦 H- 反射出现异常，一般很难随着时间逐渐恢复。
4. 60 岁以上的正常个体会经常出现 H- 反射消失。

H- 反射是一项敏感但不特异的病变指标。H- 反射潜伏期与患者年龄及小腿长度相关（表 4.1）。双侧波幅差异大于 60% 亦可提示病变。

F- 波为低波幅晚反应，原因在于刺激周围神经，首先逆向激活运动神经元（前角细胞），然后冲动回传至该运动神经元的轴突。一些肌电学家称之为轴突逆向回传。之所以称为 F- 波，是因为其最先在足部肌肉处被记录出来。F- 波波幅低，形态不同，潜伏期多变。一般 F- 波波幅不到正常顺行传导所产生运动反应（M- 反应）波幅的 5%，因为大部分反应在脊髓水平被减弱。最常用的参数是最短潜伏期。F- 波可在上肢及下肢的很多肌肉上引出。但是，F- 波并没有像原本预期的一样成为神经根病变的有价值的检测方法，原因如下：

1. 传导通路仅涉及运动神经纤维。
2. 与 H- 反射相似，由于传导通路较长，所以通路上的某个局部损伤可能对其造成影响。
3. 当 F- 波检查出现异常，很难精确定位病变部位，因为从前角细胞到肌肉之间的任何部位损伤均可影响 F- 波。
4. 由于肌肉受多重神经根支配，最短潜伏期可能反映的是神经根未受影响的正常纤维。
5. F- 波波幅及潜伏期多变，所以需要多次刺激以获得最短潜伏期。如果刺激次数不足（通常需要大于 10 次），可能无法发现最短潜伏期。因此，F- 波对评价神经根病变的价值十分有限，不能仅依靠此项检查进行诊断。表 4.2 为 H-反射及 F- 波的比较。

依据美国神经肌肉及电诊断医学学会推荐："目前证据（被发表于十分具有影响力的医学期刊的多篇研究证实）不支持单独应用 F- 波诊断神经根病变"。

F- 波比值

由于计算 F- 波传导速度时的距离测量常出现误差，所以研究出一个不用测量距

表 4.1 ■ 基于年龄和身高的 H- 反射正常值：(H = 2.74 + 0.05 × 年龄 + 0.14 × 身高 + 1.4)

身高 (cm)	年龄（岁）															
	15	20	25	30	35	40	45	50	55	60	65	70	75	80	85	90
100	18.89	19.14	19.39	19.64	19.89	20.14	20.39	20.64	20.89	21.14	21.39	21.64	21.89	22.14	22.39	22.64
110	20.29	20.54	20.79	21.04	21.29	21.54	21.79	22.04	22.29	22.54	22.79	23.04	23.29	23.54	23.79	24.04
120	21.69	21.94	22.19	22.44	22.69	22.94	23.19	23.44	23.69	23.94	24.19	24.44	24.69	24.94	25.19	25.44
130	23.09	23.34	23.59	23.84	24.09	24.34	24.59	24.84	25.09	25.34	25.59	25.84	26.09	26.34	26.59	26.84
135	23.79	24.04	24.29	24.54	24.79	25.04	25.29	25.54	25.79	26.04	26.29	26.54	26.79	27.04	27.29	27.54
140	24.49	24.74	24.99	25.24	25.49	25.74	25.99	26.24	26.49	26.74	26.99	27.24	27.49	27.74	27.99	28.24
141	24.63	24.88	25.13	25.38	25.63	25.88	26.13	26.38	26.63	26.88	27.13	27.38	27.63	27.88	28.13	28.38
142	24.77	25.02	25.27	25.52	25.77	26.02	26.27	26.52	26.77	27.02	27.27	27.52	27.77	28.02	28.27	28.52
143	24.91	25.16	25.41	25.66	25.91	26.16	26.41	26.66	26.91	27.16	27.41	27.66	27.91	28.16	28.41	28.66
144	25.05	25.3	25.55	25.8	26.05	26.3	26.55	26.8	27.05	27.3	27.55	27.8	28.05	28.3	28.55	28.8
145	25.19	25.44	25.69	25.94	26.19	26.44	26.69	26.94	27.19	27.44	27.69	27.94	28.19	28.44	28.69	28.94
146	25.33	25.58	25.83	26.08	26.33	26.58	26.83	27.08	27.33	27.58	27.83	28.08	28.33	28.58	28.83	29.08
147	25.47	25.72	25.97	26.22	26.47	26.72	26.97	27.22	27.47	27.72	27.97	28.22	28.47	28.72	28.97	29.22
148	25.61	25.86	26.11	26.36	26.61	26.86	27.11	27.36	27.61	27.86	28.11	28.36	28.61	28.86	29.11	29.36
149	25.75	26	26.25	26.5	26.75	27	27.25	27.5	27.75	28	28.25	28.5	28.75	29	29.25	29.5
150	25.89	26.14	26.39	26.64	26.89	27.14	27.39	27.64	27.89	28.14	28.39	28.64	28.89	29.14	29.39	29.64
151	26.03	26.28	26.53	26.78	27.03	27.28	27.53	27.78	28.03	28.28	28.53	28.78	29.03	29.28	29.53	29.78
152	26.17	26.42	26.67	26.92	27.17	27.42	27.67	27.92	28.17	28.42	28.67	28.92	29.17	29.42	29.67	29.92
153	26.31	26.56	26.81	27.06	27.31	27.56	27.81	28.06	28.31	28.56	28.81	29.06	29.31	29.56	29.81	30.06
154	26.45	26.7	26.95	27.2	27.45	27.7	27.95	28.2	28.45	28.7	28.95	29.2	29.45	29.7	29.95	30.2
155	26.59	26.84	27.09	27.34	27.59	27.84	28.09	28.34	28.59	28.84	29.09	29.34	29.59	29.84	30.09	30.34
156	26.73	26.98	27.23	27.48	27.73	27.98	28.23	28.48	28.73	28.98	29.23	29.48	29.73	29.98	30.23	30.48

表 4.1 ■ 基于年龄和身高的 H- 反射正常值：(H = 2.74 + 0.05 × 年龄 + 0.14 × 身高 + 1.4)（续）

裸身高 (cm)	年龄（岁）															
	15	20	25	30	35	40	45	50	55	60	65	70	75	80	85	90
157	26.87	27.12	27.37	27.62	27.87	28.12	28.37	28.62	28.87	29.12	29.37	29.62	29.87	30.12	30.37	30.62
158	27.01	27.26	27.51	27.76	28.01	28.26	28.51	28.76	29.01	29.26	29.51	29.76	30.01	30.26	30.51	30.76
159	27.15	27.4	27.65	27.9	28.15	28.4	28.65	28.9	29.15	29.4	29.65	29.9	30.15	30.4	30.65	30.9
160	27.29	27.54	27.79	28.04	28.29	28.54	28.79	29.04	29.29	29.54	29.79	30.04	30.29	30.54	30.79	31.04
161	27.43	27.68	27.93	28.18	28.43	28.68	28.93	29.18	29.43	29.68	29.93	30.18	30.43	30.68	30.93	31.18
162	27.57	27.82	28.07	28.32	28.57	28.82	29.07	29.32	29.57	29.82	30.07	30.32	30.57	30.82	31.07	31.32
163	27.71	27.96	28.21	28.46	28.71	28.96	29.21	29.46	29.71	29.96	30.21	30.46	30.71	30.96	31.21	31.46
164	27.85	28.1	28.35	28.6	28.85	29.1	29.35	29.6	29.85	30.1	30.35	30.6	30.85	31.1	31.35	31.6
165	27.99	28.24	28.49	28.74	28.99	29.24	29.49	29.74	29.99	30.24	30.49	30.74	30.99	31.24	31.49	31.74
166	28.13	28.38	28.63	28.88	29.13	29.38	29.63	29.88	30.13	30.38	30.63	30.88	31.13	31.38	31.63	31.88
167	28.27	28.52	28.77	29.02	29.27	29.52	29.77	30.02	30.27	30.52	30.77	31.02	31.27	31.52	31.77	32.02
168	28.41	28.66	28.91	29.16	29.41	29.66	29.91	30.16	30.41	30.66	30.91	31.16	31.41	31.66	31.91	32.16
169	28.55	28.8	29.05	29.3	29.55	29.8	30.05	30.3	30.55	30.8	31.05	31.3	31.55	31.8	32.05	32.3
170	28.69	28.94	29.19	29.44	29.69	29.94	30.19	30.44	30.69	30.94	31.19	31.44	31.69	31.94	32.19	32.44
171	28.83	29.08	29.33	29.58	29.83	30.08	30.33	30.58	30.83	31.08	31.33	31.58	31.83	32.08	32.33	32.58
172	28.97	29.22	29.47	29.72	29.97	30.22	30.47	30.72	30.97	31.22	31.47	31.72	31.97	32.22	32.47	32.72
173	29.11	29.36	29.61	29.86	30.11	30.36	30.61	30.86	31.11	31.36	31.61	31.86	32.11	32.36	32.61	32.86
174	29.25	29.5	29.75	30	30.25	30.5	30.75	31	31.25	31.5	31.75	32	32.25	32.5	32.75	33
175	29.39	29.64	29.89	30.14	30.39	30.64	30.89	31.14	31.39	31.64	31.89	32.14	32.39	32.64	32.89	33.14
176	29.53	29.78	30.03	30.28	30.53	30.78	31.03	31.28	31.53	31.78	32.03	32.28	32.53	32.78	33.03	33.28
177	29.67	29.92	30.17	30.42	30.67	30.92	31.17	31.42	31.67	31.92	32.17	32.42	32.67	32.92	33.17	33.42
178	29.81	30.06	30.31	30.56	30.81	31.06	31.31	31.56	31.81	32.06	32.31	32.56	32.81	33.06	33.31	33.56

表 4.1 ■ 基于年龄和身高的 H- 反射正常值: (H = 2.74 + 0.05 × 年龄 + 0.14 × 身高 + 1.4)（续）

躯身高 (cm)	年龄（岁）															
	15	20	25	30	35	40	45	50	55	60	65	70	75	80	85	90
179	29.95	30.2	30.45	30.7	30.95	31.2	31.45	31.7	31.95	32.2	32.45	32.7	32.95	33.2	33.45	33.7
180	30.09	30.34	30.59	30.84	31.09	31.34	31.59	31.84	32.09	32.34	32.59	32.84	33.09	33.34	33.59	33.84
181	30.23	30.48	30.73	30.98	31.23	31.48	31.73	31.98	32.23	32.48	32.73	32.98	33.23	33.48	33.73	33.98
182	30.37	30.62	30.87	31.12	31.37	31.62	31.87	32.12	32.37	32.62	32.87	33.12	33.37	33.62	33.87	34.12
183	30.51	30.76	31.01	31.26	31.51	31.76	32.01	32.26	32.51	32.76	33.01	33.26	33.51	33.76	34.01	34.26
184	30.65	30.9	31.15	31.4	31.65	31.9	32.15	32.4	32.65	32.9	33.15	33.4	33.65	33.9	34.15	34.4
185	30.79	31.04	31.29	31.54	31.79	32.04	32.29	32.54	32.79	33.04	33.29	33.54	33.79	34.04	34.29	34.54
186	30.93	31.18	31.43	31.68	31.93	32.18	32.43	32.68	32.93	33.18	33.43	33.68	33.93	34.18	34.43	34.68
187	31.07	31.32	31.57	31.82	32.07	32.32	32.57	32.82	33.07	33.32	33.57	33.82	34.07	34.32	34.57	34.82
188	31.21	31.46	31.71	31.96	32.21	32.46	32.71	32.96	33.21	33.46	33.71	33.96	34.21	34.46	34.71	34.96
189	31.35	31.6	31.85	32.1	32.35	32.6	32.85	33.1	33.35	33.6	33.85	34.1	34.35	34.6	34.85	35.1
190	31.49	31.74	31.99	32.24	32.49	32.74	32.99	33.24	33.49	33.74	33.99	34.24	34.49	34.74	34.99	35.24
191	31.63	31.88	32.13	32.38	32.63	32.88	33.13	33.38	33.63	33.88	34.13	34.38	34.63	34.88	35.13	35.38
192	31.77	32.02	32.27	32.52	32.77	33.02	33.27	33.52	33.77	34.02	34.27	34.52	34.77	35.02	35.27	35.52
193	31.91	32.16	32.41	32.66	32.91	33.16	33.41	33.66	33.91	34.16	34.41	34.66	34.91	35.16	35.41	35.66
194	32.05	32.3	32.55	32.8	33.05	33.3	33.55	33.8	34.05	34.3	34.55	34.8	35.05	35.3	35.55	35.8
195	32.19	32.44	32.69	32.94	33.19	33.44	33.69	33.94	34.19	34.44	34.69	34.94	35.19	35.44	35.69	35.94
196	32.33	32.58	32.83	33.08	33.33	33.58	33.83	34.08	34.33	34.58	34.83	35.08	35.33	35.58	35.83	36.08
197	32.47	32.72	32.97	33.22	33.47	33.72	33.97	34.22	34.47	34.72	34.97	35.22	35.47	35.72	35.97	36.22
198	32.61	32.86	33.11	33.36	33.61	33.86	34.11	34.36	34.61	34.86	35.11	35.36	35.61	35.86	36.11	36.36
199	32.75	33	33.25	33.5	33.75	34	34.25	34.5	34.75	35	35.25	35.5	35.75	36	36.25	36.5
200	32.89	33.14	33.39	33.64	33.89	34.14	34.39	34.64	34.89	35.14	35.39	35.64	35.89	36.14	36.39	36.64
201	33.03	33.28	33.53	33.78	34.03	34.28	34.53	34.78	35.03	35.28	35.53	35.78	36.03	36.28	36.53	36.78

表 4.1 ■ 基于年龄和身高的 H- 反射正常值:(H = 2.74 + 0.05 × 年龄 + 0.14 × 身高 + 1.4)(续)

棵身高 (cm)	年龄（岁）															
	15	20	25	30	35	40	45	50	55	60	65	70	75	80	85	90
202	33.17	33.42	33.67	33.92	34.17	34.42	34.67	34.92	35.17	35.42	35.67	35.92	36.17	36.42	36.67	36.92
203	33.31	33.56	33.81	34.06	34.31	34.56	34.81	35.06	35.31	35.56	35.81	36.06	36.31	36.56	36.81	37.06
204	33.45	33.7	33.95	34.2	34.45	34.7	34.95	35.2	35.45	35.7	35.95	36.2	36.45	36.7	36.95	37.2
205	33.59	33.84	34.09	34.34	34.59	34.84	35.09	35.34	35.59	35.84	36.09	36.34	36.59	36.84	37.09	37.34
206	33.73	33.98	34.23	34.48	34.73	34.98	35.23	35.48	35.73	35.98	36.23	36.48	36.73	36.98	37.23	37.48
207	33.87	34.12	34.37	34.62	34.87	35.12	35.37	35.62	35.87	36.12	36.37	36.62	36.87	37.12	37.37	37.62
208	34.01	34.26	34.51	34.76	35.01	35.26	35.51	35.76	36.01	36.26	36.51	36.76	37.01	37.26	37.51	37.76
209	34.15	34.4	34.65	34.9	35.15	35.4	35.65	35.9	36.15	36.4	36.65	36.9	37.15	37.4	37.65	37.9
210	34.29	34.54	34.79	35.04	35.29	35.54	35.79	36.04	36.29	36.54	36.79	37.04	37.29	37.54	37.79	38.04
215	34.99	35.24	35.49	35.74	35.99	36.24	36.49	36.74	36.99	37.24	37.49	37.74	37.99	38.24	38.49	38.74
220	35.69	35.94	36.19	36.44	36.69	36.94	37.19	37.44	37.69	37.94	38.19	38.44	38.69	38.94	39.19	39.44
230	37.09	37.34	37.59	37.84	38.09	38.34	38.59	38.84	39.09	39.34	39.59	39.84	40.09	40.34	40.59	40.84

表 4.2 ■ H- 反射与 F- 波比较

参数	H- 反射	F- 波
名字来源	最早由 Hoffmann 描述	最早在足部肌肉获得
突触类型	单突触或寡突触	无（自身轴突的逆传）
传导通路	感觉顺向传导	运动逆向传导
	运动顺向传导	运动顺向传导
刺激要求	次强刺激（较强的刺激使运动神经逆向传导与正向冲动冲撞，引起继发抑制）	超强刺激
被引出的部位（正常）	比目鱼肌	大部分肌肉（远端更优）
	桡侧腕屈肌	
刺激点	于腘窝刺激胫后神经	沿周围神经
刺激器阴极	近端	近端
反应程度（与 M 比较）	前面运动神经元反应放大（由于反射激活运动神经元）	较小（很少的运动神经元被逆向刺激激活）
易化	增强运动神经池兴奋性可增强此反射（收缩或中枢神经系统损伤）	N/A
应用	S1 神经根病变（敏感但不特异）	脱髓鞘性多发神经病，吉兰 - 巴雷综合征，近端神经或神经根损伤（不是最佳选择——不特异）
	吉兰 - 巴雷综合征	
潜伏期、波幅、形态	潜伏期和形态可重复性强（波幅与刺激相关）	波幅、潜伏期、形态多变
侧间差	>1.5 ms	手>2 ms
		小腿>3 ms
		足>4 ms
比值	N/A	$\dfrac{(F-M-1)}{2M}$

离的可选方法。比值如下：

$$\frac{（F\text{-}波潜伏期} - CMAP\text{潜伏期}）-1\ ms}{CMAP\text{潜伏期} \times 2}$$

[M= CMAP 潜伏期；此比值可写成：(F−M−1)/2M]。此公式假设从肘（或膝）到手（或足）的距离约等于从肘（或膝）到脊髓的距离（图 4.8）。所以，刺激必须在肘或膝。

上肢正常 F- 波比值大约为 1 ± 0.3，下肢约为 1.1 ± 0.3。比值大于 1.3 说明近端受损，因为公式的分子包含来自 F- 波的近端刺激。比值小于 0.7 说明远端受损，因为 CMAP 潜伏期增大会减小分子并增大分母。可见，F- 波比值未必比 F- 波潜伏期敏感，但是它可以在传导速度减慢时鉴别神经近端受损和远端受损。

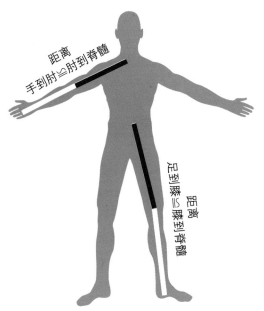

图 4.8 F-波比值计算基于假设从肘（膝）到手（足）的距离约等于从肘（膝）到脊髓的距离

重要的知识点

- 当刺激神经的近端及远端时，波形和时限应相似。运动神经检测时，刺激近端波幅下降不应大于 20%（与远端相比），但是胫神经例外，因其位置较深，腘窝处通常不能达到超强刺激。

- 波形不一致可能是由于刺激到其他神经。例如，腘窝处腓总神经与胫神经非常接近，如果脉冲宽度（刺激持续时间）增加，其他神经可能被刺激。通常这种情况将会导致 CMAP 起始处向正相（向下）偏移，因为记录电极并非在受刺激神经所支配的肌肉上（如果不能确定刺激到哪根神经，可以观察生理反应。例如，如果踝关节跖屈，通常说明刺激到胫神经）。

- 近端刺激时出现时限延长（和波幅降低）说明受刺激节段脱髓鞘病变。这种情况被称为波形离散，CMAP 曲线下面积不变。所有轴突参与 CMAP 形成，但是其中部分传导速度明显慢于其他（图 4.5）。

- 近端刺激时波幅下降 20% 以上（与远端相比），说明该节段存在传导阻滞。传导阻滞多发生于严重脱髓鞘病变所致的跳跃式传导消失。动作电位因阻滞不能传播，所以病变轴突不能参与 CMAP 波幅的形成。但是需要记住，虽然波幅受到影响，这也仅为局部髓鞘受损，不是轴突受损。

- 对于运动神经而言，两刺激点间的距离至少为 10 cm，以便尽可能减小计算传导速度时可能出现的误差。因为速度 = 距离 / 时间，5 cm 的距离出现 1cm 的测量错误将会导致距离 20% 的误差，并将会严重影响计算的传导速度。如

表 4.3 ■ 神经传导检查设定

神经	记录（活动）电极	参考电极	地线	刺激
正中神经 - 运动（见附录 1 图 A1.1）	放置在拇短展肌解剖中心处（通常约为从远端腕掌纹横至掌指关节距离的 1/2）	放置在拇指近节指骨的地方。距离记录电极远端 3~4 cm	放置于手背侧，活动电极和刺激器之间	1. 腕中央：远端刺激在手掌面桡侧腕屈肌腱与掌长肌腱之间。刺激位于活动电极近端 8 cm 处 2. 肘部：刺激肘窝近端或中央，位于肱动脉的外侧 3. 腋窝：刺激腋下，至少在肘部刺激点近端 10 cm 处
正中神经 - 感觉（逆向）（见附录 1 图 A1.2）	在第二指的近端指间关节	参考电极放在远端指间关节	放置于手背侧，活动电极和刺激器之间	刺激点位于手掌中，距离活动电极近端 7 cm 处，在腕部，距离掌中近端 7cm 处（在桡侧腕屈肌腱与掌长肌腱之间）。（对于手大者，可采用 8 cm；对于手小者，可采用 6 cm。）
尺神经 - 运动（见附录 1 图 A1.3）	在小指展肌的中心位置，通过第 5 指外展可以帮助触诊此肌肉	第 5 指的远端	活动电极和刺激电极之间的手背侧	1. 手腕：刺激活动电极近端 8 cm 处，通常在尺腕屈肌腱内侧 2. 肘下部：肘部刺激时，屈肘约成 90° 角，感受尺神经沟（鹰嘴突）并刺激其远端区域 3. 肘上部：刺激部位距离肘下刺激点至少 10 cm，循尺神经的路径 4. 腋下：该刺激点距肘上刺激点至少 10 cm，约为腋下的上臂中点
记住：当刺激和测量神经时，手臂应保持相同的肘关节屈曲度。全部四个部位刺激应相似。				
尺神经背侧皮支（见附录 1 图 A1.4）	在手背上，第 4 和第 5 掌骨之间	在第 5 指的底部	活动电极和刺激电极之间的手背侧	刺激记录电极近端约 10 cm 处（记录电极稍靠掌近尺骨茎突），手掌向下
尺神经 - 感觉（逆向）（见附录 1 图 A1.5）	在第 5 指的近端指间关节	放置在第 5 近端指间关节，以便保持不小于 3 cm 的距离。	活动电极和刺激电极之间的手背侧	刺激活动电极近端 14 cm 处的手腕，近端腕横纹附近

表 4.3 ■ 神经传导检查设定（续）

神经	记录（活动）电极	参考电极	地线	刺激
桡神经 - 感觉（逆向）（见附录 1 图 A1.6）	置于感觉支与拇长伸肌腱交叉处，当伸展拇指时可在鼻烟窝尺侧触及	置于第二掌骨头侧面，位于活动电极远端 3~4 cm	在活动电极和刺激电极之间	刺激前臂桡侧，活动电极近端 10~14 cm 处
备选桡神经 - 感觉（逆向）（图 A1.6）	环形电极置于拇指掌指关节	环形电极置于拇指指间关节	置于手背	刺激鼻烟窝，活动电极近端 11 cm 处
桡神经 - 运动（见附录 1 图 A1.7）	置于前臂背侧示指伸肌处。示指可协助定位。（有时用针电极代替表面电极。）值得注意的是，当用针电极作为活动电极时，不能比较 CMAP 的波幅	置于尺骨茎突	在活动电极和刺激电极之间	前臂：刺激尺侧腕伸肌桡侧，尺骨茎突近端 8 cm 处 肘部：刺激肱骨外上髁近端 6 cm 处（肱二头肌腱与肱桡肌之间） 腋窝：上臂外旋前臂旋后，刺激肱三头肌中缘
前臂外侧皮神经 - 感觉（逆向）（见附录 1 图 A1.8）	自刺激点至桡骨茎突画一条线，沿这条线将记录电极置于阴极近端 12 cm 处	参考电极置于活动电极远端 4 cm 处	在活动电极和刺激电极之间	阴极置于肱二头肌腱外侧肘窝处
肌皮神经 - 运动（见附录 1 图 A1.9）	置于肱二头肌中点稍近处	置于肘窝近端，肱二头肌腱与肌纤维交界处	置于三角肌	阴极置于锁骨上方，胸锁乳突肌外侧。阳极放于锁骨上方（Erb 点）
腋神经 - 运动（见附录 1 图 A1.10）	置于三角肌中部	置于肱骨侧三角肌附着处	在活动电极和刺激电极之间	阴极置于胸锁乳突肌与锁骨连接处的外侧面，略高于锁骨。阳极置于其上方，胸锁乳突肌与锁骨夹角的内侧
腓总神经*（见附录 1 图 A1.11）	置于趾短伸肌（EDB）的解剖学中心处，让患者伸足趾，在足外侧面可触及（通常位于距外踝约 6 cm 处）	置于第 5 趾	在活动电极和刺激电极之间	踝关节：踝部趾短伸肌近端 8cm，胫骨前肌腱旁 腓骨：在腓骨头下，腓骨颈前刺激 腘窝：在腓骨近端至少 10 cm 处，腘窝的外侧界刺激。观察踝关节背屈现象。

表 4.3 ■ 神经传导检查设定（续）

神经	记录（活动）电极	参考电极	地线	刺激
腓肠神经 - 感觉（见附录 1 图 A1.12）	置于外踝后（约 2 cm），且与足底平行	置于活动电极远端（至少 3 cm），且与足底平行	在活动电极和刺激电极之间	活动电极近端 14cm，近腓肠肌中线处。横向刺激。直到足出现 SNAP
胫神经 - 运动（见附录 1 图 A1.13）	置于蹞展肌。从足舟骨起，向足底 1 指宽，再向蹞趾 1 指宽处	置于蹞趾内表面	在活动电极和刺激电极之间	内踝稍后方，活动电极近端 10 cm 处刺激。在腘窝中线稍外侧刺激（观察刺激引起的踝关节跖屈现象）
腓浅神经 - 感觉（见附录 1 图 A1.14）	置于外踝内侧约 1 指宽处（胫骨前肌腱和内踝之间）	置于活动电极远端至少 3 cm 处	置于胫前，活动电极和刺激电极之间	沿小腿前外侧面，在活动电极近端 14cm 处刺激
坐骨神经（见附录 1 图 A1.15）	置于 EDB（腓骨部分）或蹞展肌（胫骨部分）	置于小趾（腓骨部分）或蹞趾（胫骨部分）	置于足背	用针电极刺激臀沟中间
股外侧皮神经（逆向）（见附录 1 图 A1.16）	连接髂前上棘（ASIS）和膝骨外侧缘，沿连接线将活动电极放置于远端 16～18 cm 处	沿髂前上棘和膝骨外侧缘的连接线，将参考电极放置于远端 3 cm 处	活动电极和刺激电极之间	在髂前上棘内侧 1 cm 处刺激。如果使用阴极针电极刺激，需在上述位置放置一个单极针，且将阳极放置于远端数厘米处
H - 反射（见附录 1 图 A1.17）	测量腘横纹和内踝间的距离，将活动电极放置于上述测量距离的中点处（腓肠肌内侧头上）	置于足跟腱	活动电极和刺激电极之间	在腘窝中线稍偏外侧刺激。注意调转刺激器的方向，阴极在阳极近端。刺激作用于腘横纹后的胫后神经，其强度仅比产生最小 M 反应的阈强度稍强
F - 波	设置与单个神经运动传导测定相同			将阴极置于近端，通过标准电极给神经一个超强刺激

*注意：在许多正常个体中，趾短伸肌可能存在萎缩现象。如果得到低波幅的结果，可将记录电极置于胫骨前肌上，并且在腓骨头给予刺激以改善结果

果 10 cm 的距离，1 cm 的测量错误仅会导致 10% 的距离误差。通常，由于皮肤弹性及其他因素，测量的精度定为 1 cm。对于肥胖患者，神经节段长度测量的准确性可能降低。

- 如果与正常侧 CMAP 波幅比较，可以评估急性周围神经损害患者的轴突损失数量。如果正常侧正中神经 CMAP 波幅为 10 mV，而病变侧为 5 mV，可以估算轴突损失大约为 50%。

- 刺激尺神经时，肘部需要屈曲 70°～90°。如果肘部保持伸直状态，传导速度的测量将会偏低。这是由于伸展姿势时神经处于松弛状态，距离被假性缩短。如果公式"速度 = 距离 / 时间"中，分子（距离）偏小，传导速度也会下降。此外，如果两侧肘部姿势不一致，速度侧间差将会异常。

表 4.3 描述了常用运动及感觉神经检测的电极位置（插图见附录 1）。大部分周围神经检测的正常值见第 25 章（正常值表）。

（杨硕　潘华　译）

参考文献

1. American Association of Neuromuscular & Electrodiagnostic Medicine (AANEM). Proper performance and interpretation of electrodiagnostic studies . Muscle Nerve 2006 ; 33 : 436 9 .

第 5 章

肌电图学

Lyn D. Weiss ■ Jay M. Weiss

肌电图（EMG）检查是用来评估肌肉电活动的检查，是医学电诊断学的重要组成部分之一。它既是一门科学，亦是一门艺术。掌握这门科学技术，需要深入了解并掌握以下内容：所检查肌肉的解剖学知识、仪器设备参数设置以及神经生理学基础。

肌电图检查是把一根非常细的针插入肌肉中以评估肌肉的电活动。肌电图检查操作者必须认识到患者进行该项检查本质上是不舒服的。取得患者的信任和合作尤为重要。事实表明，先向患者解释进行该项检查的目的以及通过检查可以获得怎样的信息后，患者可能更愿意配合此项检查。认为该项检查无痛苦是荒谬的，任何企图说服患者该检查是舒适的做法是错误的。为减轻患者的恐惧感，可以进行以下尝试，将患者安排在安静、温度舒适的房间，用自信、平和的语气与患者交流，播放患者喜好的音乐等。

肌肉生理学

EMG 用来评估骨骼肌（而不是平滑肌或心肌）。肌纤维的收缩强度取决于梭外肌纤维（肌梭的梭内肌相反）。静息时，梭外肌纤维处于放松状态，细胞内静息电位大约为 -80 mV（与神经纤维相似）。肌纤维膜是包裹在肌纤维上的浆膜。运动神经纤维的动作电位经过神经 - 肌肉接头处的突触传导，随后沿肌纤维膜扩布。延伸到肌纤维中的肌纤维膜称为 T 管。T 管的去极化使肌质网释放钙离子。钙离子释放导致肌动蛋白和肌球蛋白发生变化，肌动蛋白 - 肌球蛋白这一功能单位缩短，导致肌肉收缩。EMG 实际上是评估肌纤维的电兴奋性。

运动单位

肌肉收缩、产生运动是通过运动单位 (motor unit，MU) 序贯收缩实现的。运动单位由一个前角细胞及其轴突所支配的全部肌纤维组成。运动单位是肌电图评估的主要基础结构。运动单位评估包括它的大小、分布和终板区域。当个体开始收缩肌肉时，通常首先被激活的是最小的运动单位，也就是 I 类运动单位。随着收缩增强，会序贯激活更大的运动单位（这些运动单位拥有更高阈值），它们开始启动并加入到收缩的力量中来。

预备知识

　　学习电诊断医学时，大多数学生都会对针电极操作感到有些手足无措。有时，用一个橘子进行练习，可以帮助体会针感以及针所处的位置。针电极从果皮过渡到果肉的这种感觉类似于针电极插入皮肤后刺入肌肉的感觉。要把"首选无创检查"作为首要遵循的医疗原则，同时要清楚为何使用针电极检查某块肌肉，这样可以避免患者受到不必要的针刺痛苦。熟练运用肌肉解剖知识是将针电极放置在适当肌肉上的重要前提。

电极

　　与神经传导检测类似，需要一个接地电极、一个参考电极和一个记录（活动）电极。针电极是记录电极，参考电极可以是单独的或是针电极本身的一部分。如果参考电极是一个独立电极，应该将之放在针电极所检查的同一块肌肉上。接地电极可以放置在所检查肢体的任何部位。

　　在针电极检查的全过程中，必须有预防一般传染病传播的防护措施。主要是为了保护操作者和患者。一般预防的防护措施包括：戴手套，针电极的正确处置和单手移动电极的操作技术。这可以通过给针电极带上安全性针帽，并把针帽固定在前置放大器或针座上实现，在检查不同肌肉的过程中用单手将针放回针帽中（图5.1）。

针电极类型

1. 单极针电极

　　单极针电极由不锈钢制成，针尖锐利，在尖端处裸露0.2～0.4 mm，其他部分用绝缘膜覆盖（图5.2）。它需要一个表面电极放置在所检肌肉上作为参考电极。一个单独的表面电极放置在皮肤上作为接地电极。单极针电极记录电极尖端和参考电极之间的电压变化。单极针电极记录到的波幅通常比同心圆针电极记录到的大。其原因是，同心圆针电极记录电极周围180°范围，而单极针电极记录电极周围360°范围。当肌肉收缩时，记录电极和参考电极均可记录到电位。通过差异放大，干扰信号被拒。单极针电极直径小，有聚四氟乙烯树脂或类似的表面涂层。这些特点使得单极针比同心圆针使用上造成的不适感少。结合其成本低于同心圆针电极，所以临床上已广泛使用。

2. 标准或同心圆针电极

　　同心圆针电极是一种类似皮下注射针的不锈钢套管针，套管正中有绝缘的金属细丝（图5.3）。针的尖端呈椭圆形。尖端处，金属丝裸露在外。整个套管干部可以传导电活动。当针电极靠近电活动源时，即记录到中央金属丝尖部与其套管干部之

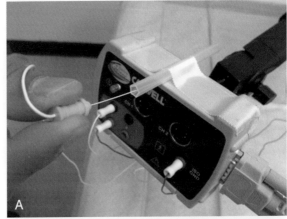

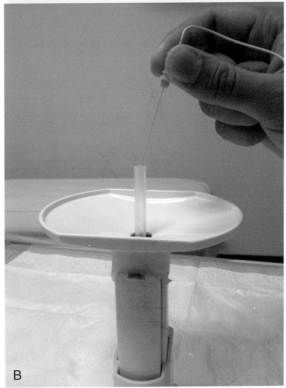

图 5.1　将针电极放入针帽

间的电位差。应记住暴露的活动电极位于套管针的斜面，因此只能从一个方向收集电信号（180°，而不是像单极针电极那样记录 360°）。一个单独的表面电极可用作接地电极。一些肌电图操作人员认为同心圆针电极比单极针电极的噪声小，可以提供更加清晰的信号。

3. 双极同心圆针电极

双极针电极的套管中包含两根精细的不锈钢或铂丝（图 5.4）。该电极直径比标准

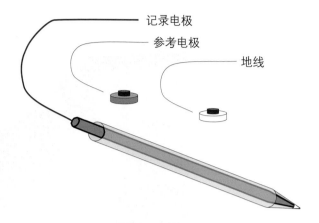

图 5.2   单极针

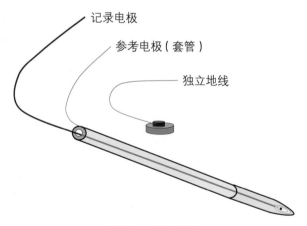

图 5.3   同心圆针

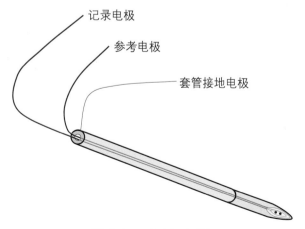

图 5.4   双极同心圆针

的同心圆针电极要大。它记录套管内两个金属丝之间电活动的电位差，套管作为接地电极。双极针电极检测区域比标准同心圆针电极小。这种针电极直径较粗，与单极针电极相比有较明显的不适感。这种电极主要用于研究，而很少应用于实际临床检查。

4. 单纤维针电极

单纤维针电极套管上可能包含 2 个或 2 个以上的裸露电极，前缘记录单个肌纤维的电活动，而不是运动单位的电活动。这类电极是用来评估神经肌肉接头处的传导功能和纤维密度，这部分内容超出了本书的范畴。

制订检查计划

开始检查之前，重要的是计划出所要检测的肌肉。随着检查的进行，这个计划可能需要随之改变，这取决于所检肌肉的检查结果。如果患者只能耐受有限数量的肌肉检查，则应首先检查对诊断最有帮助的那块肌肉。因许多人有晕针现象，并且这个检查会引起不适感。因此，应该在尽可能不降低检查质量的基础上，检测尽可能少的肌肉。

开始检查

肌电图检查可分为四个部分：

- 插入电活动
- 静息状态的肌肉检查
- 运动单位检查
- 募集

在评价插入电活动及检查静息状态肌电活动之前，首先将低频滤波器设定在 10 ~ 30 Hz，高频滤波器设置在 10 000 ~ 20 000 Hz（10 ~ 20 kHz），放大器灵敏度设定为每格 50 ~ 100 微伏（μV），扫描速度通常设定在每格 10 毫秒（ms）。插入针电极之前，要用乙醇彻底清洁皮肤。准确、迅速地将针电极插入肌肉。绷紧皮肤有助于迅速插入针电极，这样会降低患者的不适感。

前两部分的检查中，即插入电活动和静息时肌肉检查，针电极直接刺入肌肉的四个象限方向进行检查。每一个象限方向在三或四个不同深度进行检查。这样可以在肌肉的 12 ~ 16 个独立区域进行电活动检查。肌电图被喻为一个"电活检"。与任何活检相比，针电极可以检测更多的区域，并有更少的假阴性率。

插入电活动

针电极停止移动后（只要避开终板区），正常肌肉会放松处于电静息状态。在这部分检查中，被检肌肉应处于放松状态。让肌肉放松最好的方法（如果患者不能放松所检查的肌肉时）是让患者收缩所检查肌肉的拮抗肌。例如，如果检查肱二头肌，患者屈肘，肱二头肌运动单位可能被激活。让患者伸直肘部将激活肱三头肌的运动单位（使肱二头肌运动单位失活）。因为很难同时激活主动肌和拮抗肌，主动肌通常会放松。（记住，肱二头肌也是旋后肌。因此，在检查静息状态的肱二头肌时，前臂应处于旋前位。这里，再次强调，了解所检查肌肉的位置、功能和神经支配等方面的知识是至关重要的。）

如果针电极正确插入所检查肌肉，可以听到和看到伴随针电极移动而出现的短暂电活动，这被称为插入电活动。这些伴随针电极移动所出现的声音被描述为"清脆的"，在显示器上观察到短暂的高频正性和负性棘波。如果患者可以忍受，应该在四个不同象限的四个不同深度进行检查。把针电极移回到肌肉和筋膜交界的平面后（经过练习后你会体会针电极离开肌肉时的感觉），在一个新的角度插入针。尽量不要移回太多，或者拔出针电极再次插入。

正常的插入电活动通常只持续几百毫秒，很少比针电极移动的时间长。一般认为，这是由于针电极插入肌肉和（或）移动肌纤维而导致肌纤维生理性去极化所产生的。

插入电位减少发生在针电极插入到萎缩的肌肉时，进针的感觉被描述为像把一根针插入沙子的感觉。记住，针电极插入肌肉开始时的声音和肌电图仪记录的波形实际上是针电极移动损伤肌纤维所致。当肌肉萎缩时，因为仅有较少的肌肉组织，针电极插入时反应会降低。注意，使用这种方法解释一些现象时需谨慎，尤其是在临床上没有可见的肌肉萎缩时，首先应确保针处于肌肉中，而不是在其他组织内，如脂肪或结缔组织。

插入活动增加可见于肌肉病理状态下，这主要表现为正锐波（positive sharp wave，PSW）和（或）纤颤电位（fibrillation potentials，Fibs），仅在插入时明显且不持续。这种插入电活动增加可能先于实际失神经支配。任何持续时间超过 300 ms 的电活动均可考虑为插入活动增加。这些测试结果需要肌电图机操作者根据自己的经验

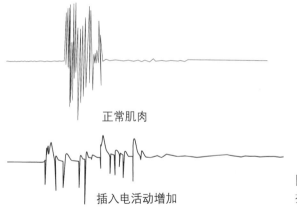

正常肌肉

插入电活动增加

图 5.5 （上图）正常插入电活动;（下部）插入电活动增加

做出评价（图 5.5）。

肌肉静息状态的检查

一旦针电极插入肌肉，暂停几秒钟，以评估自发性电活动。正常肌肉在针电极插入后应处于电静息状态。进行这部分检查时，肌肉应放松。

自发性电活动

自发性电活动通常发生在病理情况下。相对于细胞外液，正常肌肉静息膜电位为 -80 mV。损伤或失神经支配时，由于钠离子涌入受损细胞膜，膜电位负值变小，接近产生自发动作电位。当细胞静息膜电位达到 –60 mV 时即产生自发动作电位。

失神经电位这个术语是不恰当的，不应该被用来描述自发性电活动。自发性电活动是一个更恰当的术语。除了神经损伤外，许多其他因素都可能导致自发性电活动出现（如代谢或炎症性肌病、局部肌肉创伤，或过度的针电极探查肌肉）。肌肉或神经病变均可能产生自发性电活动（表 5.1）。

正锐波（PSW）、纤颤电位、束颤、复杂重复放电（complex repetitive discharge, CRD）和肌强直放电都是在肌纤维水平产生的典型的异常自发性电位类型。由神经支配的肌肉出现功能障碍时，可出现肌纤维颤搐放电、痛性痉挛、神经性肌强直放电、震颤、束颤和多发肌束等。常见的自发性电活动类型将在下面进行描述。由于它们的波幅小，因此肌电图机的增益必须设置在 50 ~ 100 μV 才可以清楚显示这种电位。

PSW 是在受损伤神经支配的肌肉或肌肉部分受损肌纤维中记录到的动作电位。PSW 主要由基线发生正性（向下）偏转（正性波），随后返回基线的波组成。这些波的波形可以是单相或双相波（图 5.6）。它们具有规律性放电的趋势，频率在 0.5 ~ 15 Hz，波幅在 20 ~ 1000 μV 之间变化。PSW 的声音是沉闷的声响，在肌纤维失神经支配后，比纤颤电位先出现。

表 5.1 ■ 肌肉或神经产生的自发性电活动

由肌肉产生的自发性电活动
纤颤电位（Fibs）
正锐波（PSW）
肌强直性放电
复杂重复放电
由神经产生的自发性电活动
肌纤维颤搐放电
痛性痉挛
神经肌强直放电
震颤
多联性（多联性运动单位电位，例如双联或三联电位）
束颤

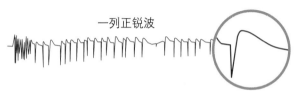

一列正锐波

正锐波　　图 5.6　正锐波

纤颤电位（Fibs）是单个肌纤维自发放电产生的动作电位，可出现在支配神经受损伤时。这个过程重复的时间间隔主要依赖于复极到阈值的这个过程所用的时间。这些动作电位通常以 0.5～15 Hz 规律发放。纤颤电位常为三相波，大小在 20～1000 μV 的范围（图 5.7）。它们的声音听起来像雨点击打铁皮屋顶。神经源性和肌源性损伤中，均可记录到纤颤电位和正锐波；肌电图检查中看到它们，则提示所检肌纤维的支配神经受损（表 5.2）。事实上，一些学者指出正锐波和纤颤电位均为纤颤电位，不用区分两者，只是放置针电极位置不同导致的。

自发的纤颤电位和正锐波通常在报告中分为 0～4 级。0 意味着不存在任何纤颤电位或正锐波。其余的分级是由操作者主观判断。作为一般规律，如果每屏出现一个 PSW 或 Fibs（使用扫描为每格 10 ms）认为是 1+ 。在这种情况下，这个纤颤电位

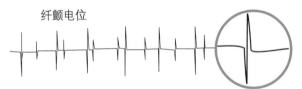

纤颤电位

纤颤电位波形　　图 5.7　纤颤电位

表 5.2　■　与正锐波和纤颤电位相关的疾病

A. 慢性肌肉病
　1. 炎性肌病
　2. 包涵体肌炎
　3. 先天性肌病
　4. 横纹肌溶解症
　5. 肌肉损伤
　6. 旋毛虫病
B. 神经源性疾病
　1. 神经根病
　2. 轴突型周围神经病变
　3. 神经丛病
　4. 嵌压性神经病
　5. 运动神经元病
　6. 单神经病

或正锐波可能不会在肌肉的每个区域均出现。如果自发性电位出现于肌肉大多数区域或出现概率较大，认为是 2+。如果纤颤电位和正锐波基本上填满屏幕，认为是 4+。

纤颤电位和正锐波通常表示急性或进行性支配神经受损。然而，这些自发性电位直到受损后 2 周或更久才能在肌电图上出现。在第 6 章"周围神经损伤"中，肌电图检查随时间推移的变化将做进一步介绍。

复杂重复放电（CRD）属于自发性放电的类型之一。CRD 的病因是受损肌肉区域的电活动刺激邻近肌纤维引起的局灶性肌肉节律失常，因此这是一种永久性节律。CRD 表现为单一或复杂棘波型的重复放电，频率在 10 ~ 100 Hz 之间，波幅在 50 ~ 500 μV 之间。这些电位均突然起始和终止（图 5.8）。它们有特征性的频率，声音类似突然熄火的摩托艇，常见于神经源性和肌源性损害（表 5.3）。病程较长者，更容易发现，提示受损时间 6 个月以上。

肌强直性放电是肌纤维激活后出现的动作电位发放延迟的类型，针电极插入时可记录到。在临床上，这种状态被视为肌肉收缩后的放松延迟。用叩诊锤敲击肌腹，也可以看到肌球，即叩诊性肌强直。肌强直性放电有两种形式，其波型可以是 PSW 的形态，或双相、三相型电位。这些电位以不同频率发放，波幅及频率逐渐衰减，频率波动在 20 ~ 100 Hz（图 5.9）。这种放电频率的变化可以产生轰炸机俯冲的声音。肌强直性放电出现在以下疾病中：肌强直性营养不良、先天性肌强直、副肌强直、高血钾型周期性麻痹、多发性肌炎、酸性麦芽糖酶缺乏、慢性神经根病和神经病中。

肌纤维颤搐放电是有规律、节律的运动单位电位成组自发放电，可分为两种表现形式。连续形式，被认为是单个或成对的运动单位电位以 5 ~ 10 Hz 频率发放。不连续的形式，被认为是突发的运动单位电位发放，其重复出现的频率为 0.1 ~ 10 Hz。这种肌纤维颤搐反应发出的声音听起来像士兵正步前进（图 5.10）。肌纤维颤搐反应可以见于贝尔麻痹的面肌、多发性硬化和多发性神经根病，也可以见于慢性神经损伤和放射性神经丛病变的肢体肌肉上。术语肌纤维颤搐在临床上常常用于描述肌肉"蠕虫样"运动，然而，这个临床所见通常与 EMG 神经性肌强直相关，而与肌纤维颤搐放电无关。

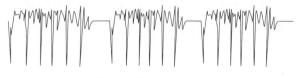

图 5.8　复杂重复放电

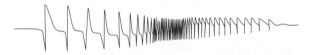

图 5.9　肌强直性放电。注意频率与波幅的衰减

表 5.3 ■ 与复杂重复放电相关的疾病

A. 慢性肌肉病
　1. 肌病
　2. 多发性肌炎
　3. 肢带型肌营养不良
　4. 黏液性水肿
　5. Schwartz-Jampel 综合征
B. 神经源性疾病
　1. 慢性神经病变
　2. 脊髓灰质炎
　3. 脊髓性肌萎缩
　4. 运动神经元病
　5. 遗传性神经病

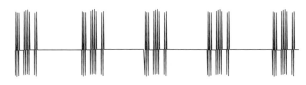

图 5.10　肌纤维颤搐放电

终板区

　　正常肌肉应该没有自发性电活动，除非针电极处于肌纤维终板区（神经由此进入肌肉）。如果针电极处于终板区，应该重新定位放置，因为不可能从肌肉的该部位得到任何信息，而且患者也相当痛苦。以下三件事情告诉我们针电极处在终板区：

　　1. 微终板电位（miniature endplate potentials，MEPP），类似敲击贝壳的声音；

　　2. 终板棘波；

　　3. 疼痛（相对于其他部位，患者可能会感到钝痛或疼痛加剧）。

　　目前认为微终板电位（MEPP）是乙酰胆碱（ACh）在突触前末梢自发释放的表现。当乙酰胆碱与受体结合后，肌肉的钠、钾通道出现继发性改变，从而依次产生微小电流。

　　运动终板棘波被认为是单个肌纤维去极化。针电极足以刺激突触前神经末梢释放大量的乙酰胆碱，随后产生一个达到阈值的去极化反应。

　　运动终板棘波和 MEPP 不可能一起出现。MEPP 是短时程的（1～2 ms），大约每隔数秒钟不规则发放，波幅较小（10～20 μV），并有单相负波（向上波形）（图 5.11）。典型的运动终板棘波通常是初始负相偏转的双向波，中等幅度（100～200 μV），比 MEPP（3～5 ms）持续时间更长。和微终板电位一样，它们的发放也是不规律的。因为可能导致患者不适和可能的解释错误，所以应尽量避免终板区域。（终板正相波

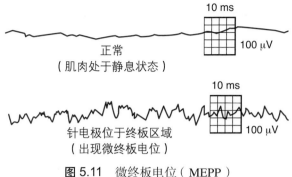

图 5.11　微终板电位（MEPP）

可能为正常检查所见，并不代表失神经状态，可被误认为是正锐波或纤颤电位。）离开终板，进针少许并停止移动，此时记录静息电活动，患者疼痛将减轻。

运动单位动作电位分析

评价完肌肉静息时电活动和插入电活动后，应进一步分析运动单位。在这部分的测试中，患者应轻微收缩肌肉。但在很多时候，肌电图操作人员经常告诉患者最大程度地收缩肌肉。如果肌肉完全收缩，则几乎不能将各个运动单位区分开，因此也就不能对单个运动单位进行分析。

分析运动单位时，描记速度应设定在每格 10 ms 和增益为每格 500～1000 mV。可以通过冻结屏幕或使用触发或延迟线等功能，准确地对运动单位波形进行评估。触发和延迟线可以在肌电图仪器上操作完成。这对于详细分析运动单位是必需的。触发是指在一定幅度阈值时对动作电位的记录跟踪。当超过触发阈值时，该电位被显示在屏幕上。而且这种电位一直被保留在屏幕上，直到下一个达到阈值的电位出现。这种功能可以使肌电图机冻结一个超过某阈值波幅的运动单位动作电位（motor unit action potential，MUAP），并对其进行分析。

轻收缩（只有数个运动单位被激活）时，轻微移动针电极可以接收到所希望得到的电位。这时候，相同的电位在屏幕同一位置上不断地被替换。延迟线可用于确定屏幕上动作电位的位置。因此，延迟线的配置能够确定正检查的动作电位在显示前和显示后的时间。将电位的"动态效应"锁定在相同部位，可以对运动单位波形的成分进行详细分析，包括波幅、时限和位相数以及稳定性。细微的变化也能明显地显示出来。

此外，卫星电位，与主运动单位动作电位通过等电位间隔分开。卫星电位常出现在主运动单位动作电位之后，也可在之前出现。而且常出现在相同的位置，因而很明显。触发和延迟功能使卫星电位清晰可见。如果没有触发和延迟功能，它们可能会显示为不同的运动单位。因此，在分析运动单位动作电位时，触发和延迟功能是一个非常有用的工具。

运动单位的组成

运动单位形态学的分析应包括以下参数的评估：①波幅；②上升时间；③时程；④位相；⑤稳定性。图 5.12 显示了 MUAP 形态的各个组成部分。

波幅　一个正常的运动神经元，所支配的肌纤维几乎同步放电。位于电极尖端附近的肌纤维主要对运动单位电位的波幅影响最大。随着离针尖距离的增加，它们对波幅的影响会随之降低。因此，同一个运动单位可以在不同的位置表现为不同的波幅和形态。

MUAP 的波幅是从正性波峰到负性波峰进行测量，它反映肌纤维的密度。运动单位波幅可以是正常、增高或下降。用同心圆针电极时，波幅范围从几百微伏到几毫伏。用单极针电极时波幅较大（一般为 1 ~ 7 mV），这是因为单极针以针为中心记录针电极周围 360° 电活动。运动单位波幅的增加可以在神经源性损害后一段时间神经再支配时出现。波幅下降可能见于肌肉病。波幅增高的原因为：①针电极靠近运动单位；②运动单位肌纤维数量增加；③肌纤维直径增加（肌纤维肥大）；④更多肌纤维同步放电。

上升时间　上升时间被定义为从开始正性偏移的波峰到随后的负性向上波峰的时间间隔。这有助于估计记录电极顶端到放电运动单位之间的距离。波形越垂直，则上升时间越短（越快）。一个较远的运动单位，上升时间较长，这是因为所插入组织的电阻和电容充当了高频滤波器。运动单位进行定性测量时，应该产生一种尖锐的声音，而远处的运动单位会产生一个沉闷的声音，这提示需要将针电极的位置重新设定到声源附近。一个上升时间的可接受范围为 0.5 ms 或更短。

时限　时限是从最初离开基线到最后返回到基线的时间。一般时限约为 11 ms 左右。在所有不同长度、传导速度和膜兴奋性的肌纤维中，时限表明同步放电的程度。针的轻微位移对时限的影响远小于波幅。

当一个运动单位所有肌纤维几乎同步激活时，其时限较短。如果非同步性放电

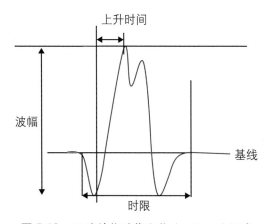

图 5.12　运动单位动作电位（MUAP）组成

（例如，神经再支配），时限延长。时限延长可以见于神经源性疾病，肌源性损害时时限缩短，因为运动单位中有效的肌纤维减少。

位相 一个位相是指在与基线连续交叉的两点间的一个波形。位相值，可以通过计数负相或正相峰来确定，也等于与基线交点的数目再加一。通常情况下，运动单位电位的位相少于或等于四个。多位相运动单位（超过四个位相）提示同步化放电不佳或单个肌纤维减少。正常肌肉检测时，同心圆针电极可采集到 15% 的多相波。如使用单极针电极时，有 30% 的多相波。如果五相或者更多相位的运动单位的百分比增加，那肌肉的运动单位被称为多相波运动单位电位。相比位相而言，运动单位的时限是更好的病理学测量指标。

稳定性 在形态学上，运动单位应该是稳定的正常波形。不稳定的运动单位动作电位形态（在波幅和位相数的变化）发生在源于神经肌肉接头（neuromuscular junction，NMJ）的疾病或新的或不成熟的神经肌肉接头处（神经再支配）。触发和延时功能（采集运动单位时，波幅超过触发线的运动单位会出现在屏幕的同一点上，因此可以分析）可能对此有帮助。

募集

募集是一个经常被误解和误用的术语。募集指的是有序增加运动单位而使得收缩力量增加的过程。收缩力量增加的两种方式为：增加运动单位的发放频率，增加参与发放的运动单位数量。

评估募集，肌电图仪应设置为扫描速度每格 10 ms，增益为每格 500～1000 mV。募集分析应首先告知患者轻微收缩被分析的肌肉。观察单个 MUAP 发放。它通常以 2～3 Hz 的不规则模式开始发放。

正常情况下，运动单位会以大约 5 Hz 的频率规律发放。在 10 Hz 左右时，另一个动作电位的发放将被募集到。要计算运动单位的发放频率，注意相同形态的运动单位在屏幕上重复出现的次数，屏幕设置在每屏 100 ms（扫描每格 10 ms 的速度）。把这个数字乘以 10，就得到运动单位每 1000 ms 或 1 s 发放的次数。记住 Hz 表示每秒发放次数。神经源性病变中，一些运动单位不能放电（图 5.13），而可放电的运动单位将设法通过提高放电频率来代偿不能放电的其他运动单位。因此，在另一个运动单元被募集前，运动单位的放电频率将增加，募集时，屏幕上相同的运动单位较多，这种情况被称为募集减少。募集减少时，高频放电的运动单位数量很少。募集比率是另一个术语，用来描述一个运动单位放电频率。这一比率是用最快运动单位放电频率（单位为 Hz）除以放电运动单位的数量。募集比率超过 8 被认为是异常的，提示神经源性病程。

神经病性的募集，也被称为神经源性募集，见于周围神经病变、神经根病、运动神经元疾病及神经损伤。运动单位的放电比率或放电频率几乎不增加（图 5.13）。这些运动单位动作电位放电频率大于 20 Hz（每秒 20 次），可能会增加到 30 Hz 或更多。病理状态可以告诉我们许多生理学功能。严重的神经性病变，仅剩少量有功能的运

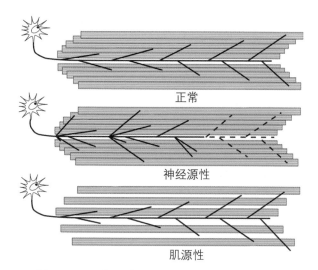

正常

神经源性

肌源性

图 5.13   正常、神经源性、肌源性病变示意图

动单位。可以看到在该区域的其他运动单位被激活前，这些剩余的有功能的运动单位以 30 Hz 的频率放电。这表明，无力不是由于疼痛或力量不够，而是由于生理性原因。有些运动单位已无功能。如果只有少量的运动单位放电，而且它们是以正常的频率发放，募集是正常的。肌无力或许是由于中枢神经系统病变所致。

募集增加和早期募集是用来描述肌病病变的过程。肌病的募集相，大量的运动单位被募集以代偿肌肉的无力收缩。在肌病中，每一个运动单位的肌纤维数量减少（图 5.13），因为肌病的运动单位不能增加其力量输出，很快由其他运动单位代偿以增加收缩力量。这种情况下，一个运动单位在另一个运动单位被募集前，以 5 Hz 的频率发放而被募集。关于募集比率，会有一个下降的放电频率（分子）/代偿性运动单位募集数（分母）。募集率低于 3，提示肌源性改变。

肌病 MUAP 往往产生短时程、低波幅、放电频率增加的早募集 MUAP（图 5.14）。肌病中轻微收缩时，很难在一个屏幕上获取 1～2 个运动单位电位。多相波和自发性电位可见于肌病（和神经病变）。因为这些运动单位波幅低，应用触发、延迟不容易分析，通常采用连续扫描来进行分析。

EMG 评估 MUAP 募集时，需要明确的是，我们主要评估的是 Ⅰ 型运动单位，因为它们首先被募集，随后当 Ⅱ 型纤维开始募集时，基线已经将变得不再明显。这在评价主要累及 Ⅱ 型纤维的肌病（如类固醇肌病）中是一个难题，因为募集只能评估 Ⅰ 型纤维。类固醇肌病时，虽然患者临床和病理活检提示有肌病，但针电极肌电图可正常。

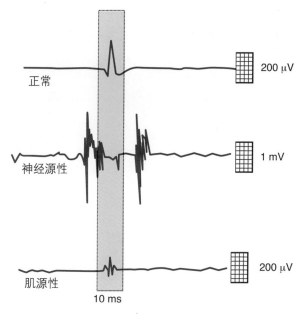

正常

200 μV

神经源性

1 mV

肌源性

200 μV

10 ms

图 5.14　正常、神经源性、肌源性募集

小结

　　肌电图临床应用需要肌电图工作者与患者耐心、努力，共同配合完成。从该项检查所获得的信息量取决于检查前正确恰当的计划和合理的肌肉选择，以及在波形分析上的经验。表 5.4 汇总了针电极检查常用的肌肉位置以及肌肉的神经支配和针电极的放置部位，有助于选择被检查肌肉，以及确保针电极的位置放置准确。这是一个比较全面的列表，对于具体患者，应根据临床的具体情况，有针对性地选择肌肉进行检查。

　　许多肌肉相距很近（例如在前臂）。由于个体肌肉大小的差异（及较少的解剖学上的差异），以及针电极插入的深度，导致针电极有时并不位于想要检查的肌肉上。收缩被检查的肌肉可以确认针电极放置的位置是否正确。如果针电极位于正在收缩的肌肉中，将看到和听到大量、清脆的运动单位电位。表 5.5 比较了一些在针电极检查中看到的各种常见电位的形态和声音，并提示什么时候应该注意它们。

表 5.4 ■ 常见肌肉——神经支配、部位、针电极放置

肌肉	神经	神经束	神经股	神经干	C4	C5	C6	C7	C8
胸锁乳突肌（见附录2图A2.1）	脊髓副神经	脑神经 XI，C2、C3							
斜方肌（见附录2图A2.2）	脊髓副神经	脑神经 XI，C3			C4				
大菱形肌（见附录2图A2.3）	肩胛背神经	无/有	无/有	上干		C5			
小菱形肌（见附录2图A2.3）	肩胛背神经	无/有	无/有	上干		C5			
肩胛提肌（见附录2图A2.4）	肩胛背神经	无/有	无/有	上干	C3，C4	C5			
冈上肌（见附录2图A2.5）	肩胛上神经	无/有	无/有	上干		C5	C6		
冈下肌（见附录2图A2.6）	肩胛上神经	无/有	无/有	上干		C5	C6		
大圆肌（见附录2图A2.7）	肩胛下神经的下支	后束	后股	上干		C5	C6	C7	
三角肌（见附录2图A2.8）	腋神经	后束	后股	上干		C5	C6		
小圆肌（见附录2图A2.9）	腋神经	后束	后股	上干		C5	C6		
喙肱肌（见附录2图A2.10）	肌皮神经	外侧束	前股	上干和中干		C5	C6	C7	
肱二头肌（见附录2图A2.11）	肌皮神经	外侧束	前股	上干		C5	C6		

T1	针电极的插入部位	肌肉起点	肌肉止点	肌肉运动
	在乳突及胸骨起点连线的中点。针电极与肌纤维平行，倾斜插入肌肉	起自胸骨柄上部的胸骨头，或起自锁骨内侧 1/3 的锁骨头	乳突外侧面	转头
	在颈肩胳角或肩胛冈突与相同水平棘突之间的中点	枕外隆凸，上项线，项韧带，C7～T12 棘突	肩胛冈，肩峰，锁骨外侧 1/3	内收、旋转、上抬和降低肩胛
	在肩胛骨内侧缘中点，肩胛冈与下面的斜方肌下角之间的中点	T2～T5 棘突	肩胛骨内侧缘	内收肩胛
	肩胛冈内侧缘中点	C7～T1 棘突	肩胛内侧缘	内收肩胛
	肩胛骨的后内侧缘，肩胛上角和肩胛冈之间斜方肌下方	上 4 个颈椎横突	肩胛骨的后内侧缘，肩胛上角与肩胛冈之间	上抬肩胛
	斜方肌下方，肩胛冈上方的冈上肌隐窝	肩胛骨冈上肌隐窝	肱骨大结节上面	臂外展
	斜方肌下方，冈下肌隐窝中点	冈下肌隐窝	肱骨大结节中部	臂外旋
	沿肩胛骨下方外侧缘（肩胛下角外侧和嘴部），在斜方肌下方	肩胛骨下角背侧面	肱骨结节间沟内侧唇	臂内收和内旋
	肩峰外侧缘下方 5cm	锁骨外 1/3、肩峰和肩胛冈	肱骨三角肌粗隆	臂外展、内收、屈曲、伸展和内旋
	肩胛骨外侧缘的中外 1/3 处	肩胛骨外侧缘的上部	肱骨大结节的下部	臂外旋
	沿着手臂掌面肩胛骨喙突远端 5～9 cm	肩胛骨喙突	肱骨内侧的中 1/3	臂屈曲、内收
	在上臂的前方中部，进入肌肉块	长头，关节盂上结节；短头，肩胛骨喙突	桡骨粗隆	前臂屈曲和旋后；在肩部协助臂屈曲

表 5.4 ■ 常见肌肉——神经支配、部位、针电极放置（续）

肌肉	神经	神经束	神经股	神经干	C4	C5	C6	C7	C8
肱肌（见附录2图A2.12）	肌皮神经	外侧束	前股	上干		C5	C6		
背阔肌（见附录2图A2.13）	胸背神经	后束	后股	上干、中干和下干			C6	C7	C8
前锯肌（见附录2图A2.14）	胸长神经	前支				C5	C6	C7	
肱三头肌（见附录2图A2.15）	桡神经	后束	后股	上干、中干和下干			C6	C7	C8
肘肌（见附录2图A2.16）	桡神经	后束	后股	上干、中干和下干			C6	C7	C8
肱桡肌（见附录2图A2.17）	桡神经	后束	后股	上干		C5	C6		
桡侧腕伸肌（见附录2图A2.18）	桡神经	后束	后股	上干和中干			C6	C7	
旋后肌（见附录2图A2.19）	前臂骨间后神经（桡神经）	后束	后股	上干		C5	C6		
尺侧腕伸肌（见附录2图A2.20）	前臂骨间后神经（桡神经）	后束	后股	中干、下干				C7	C8
指伸肌（见附录2图A2.21）	前臂骨间后神经（桡神经）	后束	后股	中干、下干				C7	C8
小指伸肌（见附录2图A2.22）	前臂骨间后神经（桡神经）	后束	后股	中干、下干				C7	C8
拇长展肌（见附录2图A2.23）	前臂骨间后神经（桡神经）	后束	后股	中干、下干				C7	C8

T1	针电极的插入部位	肌肉起点	肌肉止点	肌肉运动
	肱二头肌外下方肘皱褶近端 5 cm	肱骨前下方	尺骨喙突与尺骨粗隆	前臂在肘部屈曲
	沿腋后襞侧面到达肩胛骨下角	T7～T12 椎突，胸腰筋膜、髂嵴，9～12 肋骨	肱骨肱二头肌沟的底部	臂内收、伸展和内旋
	男性，沿腋中线到肋骨上方，背阔肌肌腹之前；但女性应在乳房后方	第 8 或第 9 肋上缘表面	肩胛骨的内侧缘，从肩胛上角到肩胛下角肋骨表面	拉肩胛骨向前，协助肩胛向上旋转
	臂中部水平，肱骨干的后外侧	长头，关节盂下结节；外侧头，肱骨的桡神经沟之上；内侧头，肱骨桡神经沟以下	尺骨鹰嘴后方	伸肘
	沿尺骨的桡侧缘到尺骨鹰嘴远端 2.5～3.75 cm	肱骨外上髁	尺骨鹰嘴和尺骨后上方	伸展前臂
	肱二头肌肌腱外侧 2～3 cm	肱骨外上髁	桡骨茎突基底部	屈前臂
	前臂上部沿外上髁和第二掌骨连线的外上髁远端 5～7.5 cm	肱骨外上髁嵴的下 1/3	第二和第三掌骨基底桡侧面	手腕部伸展（背屈）和向桡侧外展
	随前臂旋前，将针电极朝向桡骨干方向插入外上髁远端 3～5 cm 处	外上髁，桡侧韧带和环状韧带	桡骨上部外侧缘	前臂旋后
	前臂尺骨干的中上部桡侧外缘	肱骨外上髁的伸肌总肌腱	第五掌骨基底部尺侧	手在腕部伸展（背屈）并偏向尺侧
	在背侧，前臂中部的尺桡骨之间	肱骨外上髁的伸肌总肌腱	第 2～4 指骨背侧面	伸展第 2～4 指
	前臂中部的尺桡骨之间	伸肌总肌腱和骨间肌	伸指肌腱扩张部，小指中节和末节指骨的基底部	伸小指
	沿桡骨干，前臂中部	骨间肌，尺骨和桡骨后面的中 1/3	第一掌骨基底部外侧面	向桡侧外展拇指

表 5.4 ■ 常见肌肉——神经支配、部位、针电极放置（续）

肌肉	神经	神经束	神经股	神经干	C4	C5	C6	C7	C8
拇长伸肌（见附录2图A2.24）	骨间后神经（桡神经）	后束	后股	中干、下干				C7	C8
拇短伸肌（见附录2图A2.25）	骨间后神经（桡神经）	后束	后股	中干、下干				C7	C8
示指伸肌（见附录2图A2.26）	骨间后神经（桡神经）	后束	后股	中干、下干				C7	C8
旋前圆肌（见附录2图A2.27）	正中神经	外侧束	前股	上干、中干			C6	C7	
桡侧腕屈肌（见附录2图A2.28）	正中神经	外侧束	前股	上干、中干			C6	C7	
掌长肌（见附录2图A2.29）	正中神经	外侧束和内侧束	前股	中干、下干				C7	C8
指浅屈肌（见附录2图A2.30）	正中神经	外侧束和内侧束	前股	中干、下干				C7	C8
指深屈肌（见附录2图A2.31）	骨间前神经（正中神经）和尺神经	外侧束和内侧束	前股	中干、下干				C7	C8
拇长屈肌（见附录2图A2.32）	骨间前神经（正中神经）	外侧束和内侧束	前股	中干、下干				C7	C8
旋前方肌（见附录2图A2.27）	骨间前神经（正中神经）	外侧束和内侧束	前股	中干、下干				C7	C8

T1	针电极的插入部位	肌肉起点	肌肉止点	肌肉运动
	沿尺骨的桡侧缘，前臂中部	尺骨后方中 1/3 和骨间膜	拇指末节指骨基底部	伸展拇指所有关节，但主要伸展远节指骨；协助拇指内收
	桡骨尺侧腕上方 4～6 cm	桡骨后方中 1/3 和骨间膜	拇指近端指骨基底部	伸展拇指近节指骨
	尺骨干桡侧尺骨茎突近端 5～7 cm	尺骨后方和骨间膜	示指伸肌腱扩张部	伸展示指
	在肱二头肌肌腱远端 2～3 cm 和内侧 1 cm	尺骨内上髁和喙突	桡骨外侧缘中部	前臂旋前
	前臂掌面内上髁远端 7～9 cm，沿指向腕部肌腱的直线方向	肱骨内上髁	第二掌骨的掌面基底部	在腕部屈曲手掌（掌屈）；协助手桡侧外展
T1	前臂掌面内上髁远端 6～8 cm，沿指向腕部肌腱的直线方向	肱骨内上髁	屈肌支持带，掌腱膜	在腕部屈曲手
T1	前臂掌面，肱二头肌肌腱远端 7～9 cm（前臂中段）和腹中线内侧 2～3 cm	经总肌腱来自肱骨内上髁，尺骨喙突和桡骨斜线部分	第 2～5 指的第二指骨侧面	近端指间关节屈曲
T1	尺骨鹰嘴远端 5～7.5 cm 和尺骨干内侧 1～1.5 cm	尺骨前内侧面、骨间膜	手指远节指骨的基底部	手指远节指骨屈曲；协助手在腕屈曲
T1	桡动脉搏动近端 5～7.5 cm，向外 0～1.2 cm	桡骨前面，前臂骨间膜、尺骨喙突	拇指远节指骨基底部	拇指屈曲，特别是远节指骨；协助拇指尺侧内收
T1	尺桡骨间的中部，距离尺骨茎突 2.5 cm，前臂骨间膜深部 2.5 cm	尺骨掌面远端 1/4	桡骨掌面外侧缘的远端 1/4	前臂旋前

表 5.4 ■ 常见肌肉——神经支配、部位、针电极放置（续）

肌肉	神经	神经束	神经股	神经干	C4	C5	C6	C7	C8
拇短展肌（见附录 2 图 A2.33）	正中神经	内侧束	前股	下干					C8
拇短屈肌（见附录 2 图 A2.35）	正中神经浅支，尺神经深支	内侧束	前股	下干					C8
尺侧腕屈肌（见附录 2 图 A2.36）	尺神经	内侧束	前股	下干					C8
小指展肌（见附录 2 图 A2.37）	尺神经	内侧束	前股	下干					C8
小指对掌肌（见附录 2 图 A2.38）	尺神经	内侧束	前股	下干					C8
小指屈肌（见附录 2 图 A2.39）	尺神经	内侧束	前股	下干					C8
掌侧骨间肌（见附录 2 图 A2.40）	尺神经	内侧束	前股	下干					C8

T1	针电极的插入部位	肌肉起点	肌肉止点	肌肉运动
T1	沿肌肉起始点斜行在第一掌骨干中间附近	屈肌支持带，舟状骨和大多角骨	拇指近节指骨基底部外侧	拇指外展
T1	浅头：第一掌指关节和豌豆骨之间连线中点，深度0.5~1 cm；深头：与浅头相同，但进针深度为1~2 cm	浅头起自屈肌支持带和大多角骨；深头起自第一掌骨尺侧面	浅头在拇指近节指骨基底部桡侧面；深头在拇指近节指骨基底部尺侧面	屈曲拇指近节指骨；协助对掌，拇指尺侧内收（深头、浅头）和掌侧外展（浅头）
T1	沿内上髁和豌豆骨连线，内上髁远端5~8 cm处	尺骨外上髁和背侧面	第五掌骨基底部	手在腕部屈曲并偏向尺侧
T1	在第五掌指关节（掌指关节皱褶）和豌豆骨尺侧（远端腕横纹）之间的中点，斜行进针	豌豆骨和尺侧腕屈肌腱	豌豆骨和尺侧腕屈肌腱	小指外展
T1	第五掌指关节（掌指关节皱褶）和豌豆骨（远端腕横纹）之间的中点，在小指展肌桡侧	屈肌支持带与钩骨	第五掌骨内侧	小指对掌
T1	第五掌指关节（掌指关节皱褶）和豌豆骨尺侧（远端腕横纹）之间的中点，在小指展肌桡侧	钩骨和屈肌支持带	小指近节指骨基底部的尺侧	屈曲第五指近节指骨
T1	分别在手掌面第二掌骨尺侧或第四和第五掌骨桡侧	第二掌骨内侧；第四和第五掌骨外侧	同侧起源的近节指骨基底部，伸指肌腱扩张部	内收手指，屈曲掌指关节，伸展指间关节

表 5.4 ■ 常见肌肉——神经支配、部位、针电极放置（续）

肌肉	神经	神经束	神经股	神经干	C4	C5	C6	C7	C8
背侧第一骨间肌 （见附录2图A2.41）	尺神经	内侧束	前股	下干					C8
拇收肌 （见附录2图A2.42）	尺神经	内侧束	前股	下干					C8
蚓状肌（4） （见附录2图A2.43）	正中神经（两个外侧支）和尺神经（两个内侧支）	内侧束	前股	下干					C8
胸大肌 （见附录2图A2.44）	胸内侧和外侧神经	外侧束	前股	上干、中干和下干		C5	C6	C7	C8
胸小肌 （见附录2图A2.44）	胸内侧神经	外侧束	前股	上干、中干和下干		C5	C6	C7	C8

肌肉	神经	神经股	L2	L3	L4	L5	S1	S2	S3
髂腰肌 （见附录2图A2.45）	股神经		L2	L3					
缝匠肌 （见附录2图A2.46和图A2.47）	股神经		L2	L3					
股直肌 （见附录2图A2.46和图A2.48）	股神经		L2	L3	L4				
股外侧肌 （见附录2图A2.46和图A2.49）	股神经		L2	L3	L4				
股中间肌 （见附录2图A2.46和图A2.50）	股神经		L2	L3	L4				

T1	针电极的插入部位	肌肉起点	肌肉止点	肌肉运动
T1	第二掌指关节近端，在手背部沿肌腹直接在其上部斜着进针	第一掌骨尺侧缘（外侧头）和第二掌骨桡侧缘（内侧头）	示指近节指骨基底部的桡侧面	示指外展（桡侧偏移）
T1	第一骨间背侧肌边缘前面（掌侧）和第一掌指关节近端的第一蹼状组织	头状骨和第二、第三掌骨基底部（斜头）；第三掌骨掌面（横头）	拇指近节指骨基底部内侧面	拇指内收
T1	掌指关节近端和掌面屈肌腱的桡侧	指深屈肌肌腱外侧	伸指肌腱扩张部的外侧	屈曲掌指关节和伸展指间关节
T1	腋前褶内侧肌肉明显的部位	锁骨部起源于锁骨胸侧半。胸肋部起源于胸骨的胸肋面，前 6 个或 7 个肋骨的边缘与腹外斜肌腱膜	肱骨干上的结节间沟外侧唇	臂内收和内旋。锁骨部：协助臂屈曲
T1	锁骨中线第三肋骨	第 3～5 肋骨的外表面（常见第 2～4 肋骨）	肩胛骨喙突	压低肩部

针电极的插入部位	肌肉起点	肌肉止点	肌肉运动
腹股沟韧带下，股动脉脉搏外侧 3～4 cm	髂窝，骶骨翼，腰椎	股骨干前内侧小转子	大腿屈曲、内旋
沿髂前上棘与胫骨内上髁连线远端 5～7.5 cm	髂前上棘	胫骨内上侧方	屈曲和外旋大腿，屈曲和内旋小腿
大腿前方的髂前上棘与髌骨之间中点	髋前下棘，髋臼后上缘	髌骨底，胫骨粗隆	屈曲大腿，伸展小腿
大腿前外侧髌骨上 7.5～10 cm	转子间线，大转子，股骨嵴，臀肌粗隆，外侧肌间隔	髌骨外侧，胫骨粗隆	伸展小腿
大腿前方，髂前上棘与髌骨连线中点和股直肌下方	股骨干上部，外侧肌间隔下方	髌骨上缘，胫骨粗隆	伸展小腿

表 5.4 ■ 常见肌肉——神经支配、部位、针电极放置（续）

肌肉	神经	神经股	L2	L3	L4	L5	S1	S2	S3
股内侧肌（见附录 2 图 A2.46、图 A2.51）	股神经		L2	L3	L4				
耻骨肌（见附录 2 图 A2.52）	股神经		L2	L3					
短收肌（见附录 2 图 A2.53）	闭孔神经		L2	L3	L4				
长收肌（见附录 2 图 A2.54）	闭孔神经		L2	L3	L4				
股薄肌（见附录 2 图 A2.55）	闭孔神经		L2	L3	L4				
大收肌（见附录 2 图 A2.56）	闭孔神经和坐骨神经		L2	L3	L4				
臀中肌（见附录 2 图 A2.57）	臀上神经	后股			L4	L5	S1		
臀小肌（见附录 2 图 A2.58）	臀上神经	后股			L4	L5	S1		
阔筋膜张肌（见附录 2 图 A2.59）	臀上神经	后股			L4	L5	S1		
臀大肌（见附录 2 图 A2.60）	臀下神经	后股				L5	S1	S2	
半腱肌（见附录 2 图 A2.61）	坐骨神经	胫神经				L5	S1	S2	
半膜肌（见附录 2 图 A2.62）	坐骨神经	胫神经				L5	S1	S2	
股二头肌（见附录 2 图 A2.63）	坐骨神经分出的胫神经（长头）、腓总神经（短头）					L5	S1	S2	

针电极的插入部位	肌肉起点	肌肉止点	肌肉运动
大腿前内侧，髌骨上 5~7.5 cm	转子间线，股骨嵴，内侧肌间隔	髌骨内侧，胫骨粗隆	伸展小腿
腹股沟韧带下方，股动脉搏动内侧 2.5 cm	耻骨上支	沿股骨小转子与股骨嵴连线	内收、屈曲大腿
大腿近端 1/6，大腿内侧缘到前缘间距的 1/4	耻骨体、耻骨下支	耻骨梳、股骨嵴上部	大腿内收、屈曲和外旋
大腿近端 1/5，大腿内侧缘到前缘距离的 1/4	耻骨嵴下方的体部	股骨嵴内侧 1/3	大腿内收、屈曲和外旋
大腿内侧面，大腿上、中 1/3 交界处	耻骨体部、耻骨下支	胫骨上 1/4 内侧面	大腿内收、屈曲，小腿屈曲、内旋
大腿上 1/3，紧贴大腿内侧缘后部	坐骨耻骨支，坐骨结节	股骨嵴，内侧髁上线，收肌结节	大腿内收、屈曲和伸展
髂嵴中点的远端 2.5 cm 处	髂骨的上外侧面	大转子	大腿外展，协助内旋
髂嵴与股骨大转子连线中点	臀前线和臀下线之间的髂骨	大转子	大腿外展，协助内旋
髂前上棘与股骨大转子连线中点	髂嵴、髂前上棘	髂胫束	大腿屈曲、外展和内旋
髂后下棘与大转子连线中点	髂骨和骶骨的后上方	股骨的臀肌粗隆和髂胫束	大腿伸展、外展和外旋
沿半腱肌腱（在腘窝近端内侧缘，很容易触及）与坐骨结节连线的中 1/3	坐骨结节	胫骨上部内侧面	大腿伸展，小腿屈曲、内旋
大腿中部或在中线内侧，紧邻皮下	坐骨结节	胫骨内侧髁	大腿伸展，小腿屈曲、内旋
长头：腓骨小头与坐骨结节连线中 1/3 短头：在腘窝触诊股二头肌长头肌腱。针电极由肌腱内侧插入	长头起自坐骨结节，短头起自股骨嵴和上方的髁上线	腓骨头	大腿伸展，小腿屈曲、内旋

表 5.4 ■ 常见肌肉——神经支配、部位、针电极放置（续）

肌肉	神经	神经股	L2	L3	L4	L5	S1	S2	S3
趾长伸肌（见附录 2 图 A2.64）	腓深神经	后股				L5	S1		
胫骨前肌（见附录 2 图 A2.65）	腓深神经	后股			L4	L5			
蹈长伸肌（见附录 2 图 A2.66）	腓深神经	后股				L5	S1		
第三腓骨肌（见附录 2 图 A2.67）	腓深神经	后股				L5	S1		
趾短伸肌（见附录 2 图 A2.68）	腓深神经	后股				L5	S1		
腓骨长肌（见附录 2 图 A2.69）	腓浅神经	坐骨神经腓支				L5	S1		
腓骨短肌（见附录 2 图 A2.70）	腓浅神经	坐骨神经腓支				L5	S1		
腓肠肌（见附录 2 图 A2.71）	胫神经	前股					S1	S2	
腘肌（见附录 2 图 A2.72）	胫神经	前股			L4	L5	S1		
比目鱼肌（见附录 2 图 A2.73）	胫神经	前股					S1	S2	
胫骨后肌（见附录 2 图 A2.74）	胫神经	前股			L4	L5	S1		
蹈长屈肌（见附录 2 图 A2.75）	胫神经	前股				L5	S1	S2	
小趾展肌（见附录 2 图 A2.76）	胫神经	前股					S1	S2	S3

针电极的插入部位	肌肉起点	肌肉止点	肌肉运动
胫骨粗隆远端 5~7.5 cm 和胫骨干外侧 4~5 cm	胫骨外侧髁，骨间膜，腓骨	中节、远节趾骨基底	伸趾、足背曲
胫骨干近端半的外侧	胫骨前方近端半、骨间膜和胫骨外侧髁	内侧（第一）楔骨和第一跖骨基底	足背曲并内翻
胫骨干外侧，踝部双踝径线近端 7.5~8.75 cm 处	腓骨前面的内侧半，骨间膜	踇趾远节趾骨基底	伸踇趾，足背曲、内翻
踝部双踝径线近端 6.5~7.5 cm，胫骨干外侧 2~3 cm	腓骨远端 1/3，骨间膜	第五跖骨基底部	足背曲并外翻
足背近端外侧的表浅肌肉组织	跟骨	第 2~4 趾伸肌头	协助各趾伸展（小趾除外）
沿腓骨外侧，腓骨头下 5~7.5 cm	胫骨外侧髁，腓骨外上方及腓骨头	楔骨内侧和第一跖骨基底部	足外翻和足跖屈
腓骨后外侧，外踝上 9~10 cm	腓骨外下方，肌间隔	第五跖骨基底	足外翻和跖屈
腓肠肌内侧中点	股骨髁外侧（外侧头）和内侧（内侧头）的后面	跟骨	足跖屈
小腿近端腘窝底部，腘绳肌腱的内、外止点之间的中间处	股骨外侧髁	胫骨近端内后方	膝屈曲并内旋
腓肠肌内侧肌腹远端，跟腱内侧	胫骨近端、骨间膜和腓骨	跟骨	踝关节跖屈
胫骨干上 2/3 与下 1/3 交界处胫骨缘内侧 1 cm。针直接斜插过比目鱼肌及趾屈肌	胫骨干后方，腓骨和骨间膜	舟骨和内侧楔骨	足跖屈并使足内翻
小腿上 2/3 和下 1/3 交界处后外侧	腓骨下 2/3，骨间膜，肌间隔	踇趾远节趾骨基底部	屈曲踇趾远节趾骨
沿足外侧缘，第五跖骨头和跟骨之间中点处	跟骨	第五趾近节趾骨外侧	外展第五趾

表 5.4 ■ 常见肌肉——神经支配、部位、针电极放置（续）

肌肉	神经	神经股	L2	L3	L4	L5	S1	S2	S3
小趾屈肌（见附录 2 图 A2.77）	胫神经的足底外侧神经	前股					S1	S2	
背侧骨间肌（见附录 2 图 A2.78）	足底外侧神经（胫神经）	前股						S2	S3
足底骨间肌（见附录 2 图 A2.79）	足底外侧神经（胫神经）	前股						S2	S3
蹈收肌（见附录 2 图 A2.80）	足底外侧神经（胫神经）	前股					S1	S2	S3
蹈展肌（见附录 2 图 A2.81)	足底内侧神经（胫神经）	前股					S1	S2	
趾短屈肌（见附录 2 图 A2.82）	足底内侧神经（胫神经）	前股					S1	S2	
蹈短屈肌（见附录 2 图 A2.83 ）	足底内侧神经（胫神经）	前股					S1	S2	

脊旁肌

肌肉	脊神经
颈部脊旁肌（包括多裂肌、棘间肌、棘上肌、头直肌和头斜肌）（见附录 2 图 A2.84 ）	相应水平颈神经后部的主要分支（其交界区肌肉由多水平神经支配）
胸部脊旁肌（见附录 2 图 A2.85)	相应水平胸神经后部的主要分支（其交界区肌肉由多水平神经支配）
腰骶部脊旁肌（见附录 2 图 A2.86)	相应水平腰和骶神经后部的主要分支（其交界区肌肉由多水平神经支配）

针电极的插入部位	肌肉起点	肌肉止点	肌肉运动
在足跖面，骰骨与足舟骨之间的中点	第五跖骨基底部	第五趾近节趾骨基底部	屈曲第五趾近节趾骨
足背面，跖骨间	跖骨干附近	第二趾近节趾骨（内侧和外侧），第三、第四趾（外侧）	趾外展，近节趾骨屈曲，远节趾骨伸展
足跖面，跖骨间	第 3～5 跖骨的内侧	第 3～5 近节趾骨基底的内侧	趾内收，近节趾骨屈曲，远节趾骨伸展
第二跖骨头近端 4～5 cm，深 2 cm 以上（肌肉位于深部），可进入厚而多肉的斜头	斜头：第 2～4 跖骨基底部 横头：外侧 4 个跖趾关节的关节囊	踇趾近节趾骨	内收踇趾
足舟骨正下方的肌腹	跟骨内侧结节	踇趾近节趾骨基底部	外展踇趾
第三跖骨头和跟骨之间中点	跟骨内侧结节	外侧四趾中节趾骨	屈曲第 2～5 趾的中节趾骨
足跖面，第一跖骨头近端 2.5 cm	骰骨，第三楔骨	踇趾近节趾骨	屈曲踇趾

脊旁肌		
针电极的插入部位		**肌肉运动**
相应水平棘突外侧 2 cm。注意 C7 水平是最突出的棘突		抬头
相应水平棘突外侧 2 cm		伸背
相应水平棘突外侧 2 cm。注意 L3～L4 椎间水平大约是髂后上棘水平		伸髋

表 5.5 ■ 针电极检测中所见电位

	微终板电位 (MEPP)	终板电位 (EPP)	纤颤电位 (Fibs)	正锐波 (PSW)	束颤电位	复杂重复放电	肌强直性放电
声音	贝壳摩擦	油脂从热锅上溅射	雨点敲打铁皮屋顶	钝的劈啪声	多变	熄火的机动船	俯冲轰炸
放电模式	不规则	不规则	规则	规则	不规则	规则，开始和停止突然	有盈亏现象
时限 (ms)	1~2	3~5	1~5	10~30	5~15	多变	>5~20
波幅 (μV)	10~20	100~200	20~1000	20~1000	>500	50~500	20~300
频率 (Hz)	150	50~100	0.5~15	0.5~15	0.1~10	10~100	20~100
波形/偏转	单相，负(向上)	双相，负(向上)	三相，初始正向(向下)偏转	双相，初始正向(向下)偏转	类似于运动单位动作电位(MUAP)	类似于MUAP、Fibs、PSW	类似于EPP、Fibs和PSW
原因	微终板电位	不规则的肌纤维动作电位发放	肌纤维的自发去极化	肌纤维的自发去极化	单个运动单位的自发放电	单个肌纤维去极化，假突触传递蔓延到邻近的去神经支配纤维	肌纤维膜的自发放电
提示	针位于终板区	针位于终板区	去神经支配(可能是由于神经源性、肌病或肌肉-肌肉接头疾病)	去神经支配(可能是由于神经源性、肌病或神经-肌肉接头疾病)	影响下运动神经元的疾病。在良性肌束颤中也可以看到	慢性神经源性肌病	营养不良性肌强直，先天性肌强直，副肌强直，一些肌病，高钾血症性周期性麻痹，很少出现在去神经支配

（王颖　潘华　译）

第 6 章

周围神经损伤

Lyn D. Weiss

周围神经受损可累及髓鞘和轴突。当然，很少有仅累及髓鞘而未波及轴突的损伤（反之亦然）。电诊断学检查可确定神经损伤的类型，判断损伤的严重程度以及损伤部位。

根据 Seddon 分类，神经损伤分为三类：神经失用症、轴突损伤和神经断伤。神经失用症是指传导阻滞，即仅影响髓鞘。轴突损伤是指损伤只影响神经轴突，间质（起支持作用的结缔组织）没有受到影响。神经断伤指的是神经完全损伤，包括髓鞘、轴突和所有支持结构。

脱髓鞘损伤

脱髓鞘改变可在神经全长检测到电传导减慢（均匀一致的神经脱髓鞘改变）、节段性神经传导减慢（节段性脱髓鞘）、局灶性神经传导减慢（局灶性脱髓鞘病），或产生传导阻滞（严重的局灶性脱髓鞘损害而导致神经动作电位不能通过该节段）。这些变化如下：

1. 均匀脱髓鞘——神经全长均显示传导速度减慢。其典型表现见于遗传性疾病，如 Charcot-Marie-Tooth 病。
2. 节段性脱髓鞘——在整个神经走行中，不同神经纤维具有不同程度的脱髓鞘，从而导致不同神经纤维不同程度的传导减慢，表现为一过性离散（图 6.1）。例如，在同一神经，有些神经纤维传导速度在 50 m/s，一些为 40 m/s，另外一些可以在 30 m/s。其总和将会表现为一个低波幅、弥散的波形（更宽大）。记住，全部神经纤维的总和才能形成复合肌肉动作电位（compound muscle action potential，CMAP）波形。
3. 局灶性神经传导缓慢——局灶性髓鞘脱失（随后髓鞘再生和不成熟髓鞘形成）导致传导速度减慢，表现为电兴奋跨越此病灶时，传导速度减慢（图 6.2）。例如，如果肘部尺神经被持续压迫受损，导致该区域髓鞘受累。神经传导通常在肘关节以上、肘关节以下是正常的。经过脱髓鞘区域，传导速度减慢。这是由于不成熟的髓鞘比正常髓鞘传导速度慢。
4. 神经传导阻滞——局灶的脱髓鞘病变严重，导致动作电位不能通过该区域。

这表现为，近端刺激时波幅减小，因为受影响的神经纤维不能参与形成波幅。远端刺激复合肌肉动作电位（CMAP）波幅正常，因为发生传导阻滞部位的远端神经纤维是完整的（图6.3）。例如，将一个止血带缚于上臂，局灶性髓鞘脱失严重，导致动作电位不能传导，刺激受累点的近端，由于受影响的神经纤维不能参与形成CMAP，因此，波幅会较低。然而，刺激受累区域远端，CMAP正常。这是因为轴突本身并没有明显损害。临床上，传导阻滞表现为力弱。仅有传导速度减慢，没有传导阻滞，不会存在力弱表现。

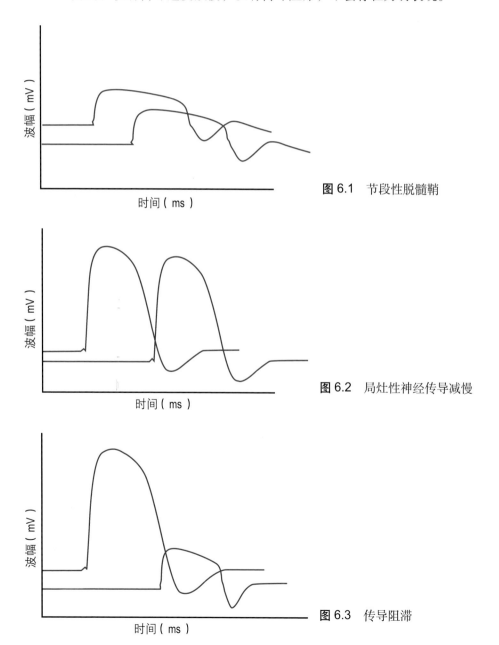

图 6.1   节段性脱髓鞘

图 6.2   局灶性神经传导减慢

图 6.3   传导阻滞

因为在单纯的脱髓鞘损伤中，轴突基本上是完整的，针极肌电图（EMG）检查通常是正常的，出现传导阻滞除外。伴随传导阻滞，还可能出现募集减少。

轴突损伤

轴突损伤会导致受损部位远端 Wallerian 变性。如果记录电极置于病变远端的肌肉上，刺激后，可能会看到受损部位的远端或近端 CMAP 波幅降低（如图 6.4 所示；图 6.5 是正常对照）。如果损伤严重，针电极肌电图检查中，可能观察到很明显的异常自发电位（纤颤电位和正锐波）。慢性损伤，运动单位动作电位（MUAP）可能表现为高波幅、长时限的多相波。运动单位的募集减少，单个运动单位的放电频率增加（MUAP 正常发放频率大约是 10 Hz 或每秒 10 个周期）。

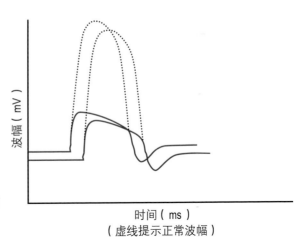

图 6.4　轴突型神经病
（虚线提示正常波幅）

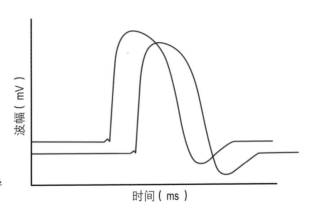

图 6.5　正常传导

神经传导检查和肌电图

（见表 6.1 ）

神经传导检查

脱髓鞘损伤

均匀性脱髓鞘　均匀的脱髓鞘病变，神经传导检查（ NCS ）显示整个神经传导速度减慢，因为整根神经髓鞘均受影响。因传导速度均匀减慢，故其远端潜伏期将延长（远端潜伏期反映最远端的传导速度），但因为轴突是完整的，所有神经纤维只是速度全程减慢，波幅不应有显著影响。

节段性脱髓鞘　节段性脱髓鞘损伤，因为不同的神经纤维传导速度不同程度地减慢，会出现神经传导速度减慢、远端潜伏期延长。由于时间离散，CMAP 波幅可能会降低，但不是因为轴突损伤。因此，CMAP 时限可能延长，然而，CMAP 下的面积是正常的。

局灶性脱髓鞘　局灶性脱髓鞘，仅有一个节段神经受影响。因此，传导速度将正常，除非刺激点位于局灶性脱髓鞘区域。在这个局部区域，会看到传导速度减慢。与其远端或近端相比，通过该节段的神经传导速度下降超过 10 m/s 则有意义。远端潜伏期和所有波幅应该是正常的。

神经传导阻滞　如前所述，传导阻滞是严重的局灶性脱髓鞘导致的动作电位不能通过病灶部位传导。因此，远端潜伏期和传导速度保持正常。远端波幅正常。然而，当神经受到刺激，经过传导阻滞区域时，波幅会有一个明显下降。当近端波幅与远端波幅相比下降超过 20% 时，则有显著意义。例如，远端波幅是 10μV，近端波幅为 7μV，应考虑传导阻滞。

轴突损伤

神经传导研究表明，轴突损伤时，远、近端刺激，波幅均下降。如果对侧肢体不受影响，可以进行双侧波幅的比较，以评估轴突减少的总数。通常，50% 侧间差异被认为是有意义的。潜伏期和传导速度不应受到显著影响。有时，由于传导最快的纤维受累，可以看到潜伏期延长或传导速度减慢，但不超过 20%。如果出现神经断伤，在损伤的远近端刺激，均引不出 CMAP 或感觉神经动作电位（ sensory nerve action potential，SNAP ）的波幅。

EMG 结果

异常自发电位（纤颤电位和正锐波）通常只有在轴突损伤情况下发现。因此在任何的脱髓鞘病变，均无异常的自发电活动。运动单位动作电位形态和募集应该是正常的。唯一的例外是传导阻滞，可出现募集减少现象。

损伤部位远端可以发生 Wallerian 变性，在神经损伤出现再支配前的针极 EMG 检查时，受损神经支配的所有远端肌肉可出现自发电位。MUAP 多相波增多、时限延长和波幅增高见于慢性损伤，这取决于肌电图检查的时机。此时，募集会减少。神经源性损害有明显失神经支配时，运动单位募集将会消失。

电诊断检查的时机——何时适合进行 EMG/NCS 检查

为了减少患者的检查痛苦，并获得最多的信息，电诊断检查的时机是非常重要的。记住下面有关神经受损后神经电生理对受损神经的反应时间。

1. 异常自发电活动包括纤颤电位（Fibs）和正锐波（PSW）。EMG 检测到这些异常的自发电活动往往在神经损伤数天至数周后。越远端的肌肉，其轴突的长度越长，膜不稳定性改变发生的时间就越晚。近端肌肉可以在 1 周内就出现这种改变，侧支芽生也可以首先使这些肌肉恢复神经再支配。较远端的肌肉可能需要在损伤后 3 周，才能出现 Fibs 或 PSW。因此，如果过早地进行检查（例如，在受损伤后的最初几周内），可能出现假阴性结果。如果在损伤后很晚才进行检查，又可能已经出现神经再支配。在这种情况下，可能不会出现 Fibs 和 PSW。运动单位可能表现出神经再支配的证据，如时限延长、多相波增多、波幅增高。为了确定检查的适当时机，损伤的时间应从神经受损后最初出现症状或体征的时间计算，出现瘢痕或外伤性晚期效应时，不应是神经受损的初始时间。

2. 神经损伤数天后，感觉神经动作电位（SNAP）和 CMAP 波幅开始下降。需要超过 1 周的时间，SNAP 和 CMAP 才可能引不出来。因此，如果在损伤后的最初几天行 NCS 检查，可能是正常的。而神经损伤后至少 11 天后进行检查，可能会出现与疑似损伤一致的波幅下降。

3. 轴突再生的速率约为每天 1 mm（约每月 1 英寸）。因此，如果想进行神经传导检查或神经再生研究以便判断预后，要记住神经轴突再生的预期时间周期。

表 6.1 ■ 周围神经损伤的 NCS/EMG 结果

受损类型	远端刺激 CMAP 波幅	近端刺激 CMAP 波幅（跨受损区）	传导速度	远端潜伏期	Fibs/ PSW	募集
均匀性脱髓鞘	正常	正常	下降	延长	–	正常
节段性脱髓鞘	正常或下降，继发于离散	下降，继发于离散	下降	可能会延长（如果最快纤维受累）	–	正常
局灶性脱髓鞘不伴传导阻滞*	正常	正常	跨局灶脱髓鞘区域速度减慢	正常	–	正常
局灶性脱髓鞘导致传导阻滞*	正常	（波幅下降大于20%）	正常或局灶减慢	正常	–	下降
轴突断伤	下降	下降	正常到下降20%	正常到延长20%	+	下降
神经断伤	无法获得	无法获得	无法获得	无法获得	++	无法获得

*该表假设近端区域局灶性脱髓鞘或传导阻滞

（潘华　王颖　译）

第 7 章

如何制订电诊断学检查计划

Lyn D. Weiss

为了准确、有效地进行电诊断学检查，需要制订周密的检查计划。这些措施将会减少患者可能出现的不适，获得更多的有用信息。临床医生应从详细的病史开始，进行查体，必要时，翻阅实验室和影像学检查结果。电生理诊断学检查在评估神经肌肉病中是病史和体格检查的延伸。虽然在特定的疾病过程中，通过症状或体征可提示神经功能障碍的性质，但只有电诊断学检查是能够提供神经功能客观生理学变化的检测手段。

一旦获得了病史和查体结果，应该想到鉴别诊断，这将有助于指导选择需要检测的神经和肌肉。回答下面几个问题可以帮助缩小鉴别诊断的范围（图 7.1）。

- 症状与中枢神经系统疾病体征（反射亢进、张力增加、中枢性分布）或周围神经系统疾病体征（反射减弱、肌张力下降、周围性分布）相符吗？如果病史和查体结果提示中枢性疾病，其他的检查可能更有价值（如脑或脊髓的磁共振成像检查）。如果提示周围性疾病，继续进行肌电图和（或）神经传导检查。
- 病史和查体提示周围神经（神经源性的）还是肌肉本身（肌源性的）疾病？周围神经受损，可出现周围神经分布区的感觉障碍和（或）力弱。肌病应该主要表现为近端无力，而没有感觉症状（见第 17 章，肌病）。
- 如果怀疑神经源性病变，再去确定受损神经的感觉和运动纤维是否均受累（影响远端为著，还是仅影响一个肢体）或单神经病。
- 如果是周围神经病变，运用表 7.1 来协助病灶定位，区分问题是在神经根、干、束还是周围神经水平。这有助于确定应该检查哪些神经和肌肉。
- 如果怀疑周围神经病变，电诊断学检查将有助于确定周围神经病的类型 [运动和（或）感觉受累，轴突和（或）脱髓鞘病变]。

知识重点

- 电生理检查过程中，如果所检神经或肌肉异常，要继续进一步检查相关神经或肌肉，直到得到一个正常的结果。例如，如果怀疑腕管综合征，拇短展肌针电极检查异常（出现纤颤电位或正锐波），则应该检查其他肌肉，如正中神经支配的近端肌肉，或相同神经根不同周围神经支配的肌肉，如小指展肌

73

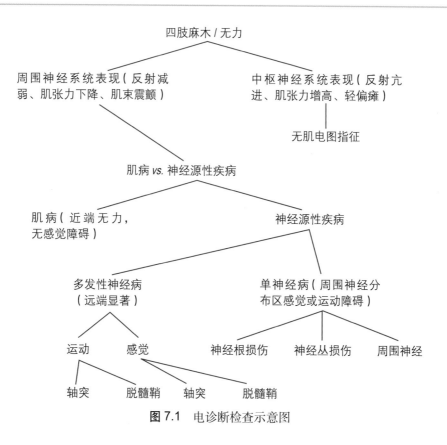

图 7.1   电诊断检查示意图

等，因为它的异常可能是较广范围病变中的一部分。

- 评估周围神经病变，应该检查三个肢体的运动和感觉神经。
- 当进行针电极肌电图检查时，排除局部神经损伤或神经卡压，应从神经支配的最远端肌肉开始逐渐向近端进行。
- 如果患者不愿意继续进行电诊断检查，直接检查最可能获得相关信息的部位。如一些肌电图医师在电诊断检查前列出了需要检查的神经和肌肉。将要进行的检查可能适用于 90% 的患者。如果少数患者只能忍受有限的检查项目，则需要灵活掌握。

表 7.1 列出了上肢和下肢常检查的神经、它们所属的神经根水平、支配的肌肉和病变时的临床症状及体征，可以用来帮助拟定电诊断学检查方案。表 7.2 提供了针极肌电图检查中常用的肌肉，连同神经及神经根的水平。这也同样将协助制订检查方案。例如，怀疑 C6 神经根病变，检查 C6 支配的肌肉群。如果怀疑桡神经损伤，从表中可得知检测哪些肌肉是由桡神经支配的。

表 7.1 ■ 上肢

神经根	神经	肌肉	神经根损伤
C5	肩胛背神经	大菱形肌	肩胛骨内收力弱或不能
	肩胛背神经	小菱形肌	肩部活动范围减小
	肩胛背神经	肩胛提肌	臂外展、内收、屈曲、内旋/外旋力弱
	肩胛上神经	冈上肌	前臂在肘部屈曲和旋后力弱
	肩胛上神经	冈下肌	臂的外侧感觉减退
	肩胛下神经	肩胛下肌	
	肩胛下神经	大圆肌	
	腋神经	三角肌	
	腋神经	小圆肌	
	肌皮神经	喙肱肌	
	肌皮神经	肱二头肌	
	肌皮神经	肱肌	
	胸长神经	前锯肌	
	桡神经	肱桡肌	
	桡神经	旋后肌	
	胸神经	胸大肌	
	胸神经	胸小肌	

表 7.1 ■ 上肢（续）

神经根	神经	肌肉	神经根损伤症状与体征
C6	肩胛上神经	冈上肌	臂外展、内收、屈曲、内旋/外旋力弱
	肩胛上神经	冈下肌	前臂在肘部屈曲/伸展前臂旋前力弱
	肩胛下神经	肩胛下肌	腕伸展（背屈）和手在腕部向桡侧外展力弱
	肩胛下神经	大圆肌	前臂外侧、拇指、示指和中指1/2（桡侧）感觉减退
	腋神经	三角肌	
	腋神经	小圆肌	
	肌皮神经	肱二头肌	
	肌皮神经	肱肌	
	肌皮神经	喙肱肌	
	胸背神经	背阔肌	
	胸长神经	前锯肌	
	桡神经	肱三头肌	
	桡神经	肘肌	
	桡神经	肱桡肌	
	桡神经	桡侧腕伸肌	
	桡神经	旋后肌	
	正中神经	旋前圆肌	
	正中神经	桡侧腕屈肌	
	胸神经	胸大肌	
	胸神经	胸小肌	

C7

神经	肌肉	症状
肩胛下神经	大圆肌	前臂旋前和前臂在肘部伸展力弱或不能
肌皮神经	喙肱肌	在腕部屈手屈不能（掌屈），在掌指关节处伸指不能
胸背神经	背阔肌	不能背屈手腕和向尺侧偏斜
胸长神经	前锯肌	伸腕（背屈）和手在腕部向桡侧外展力弱
桡神经	肱三头肌	拇指近节、远节指背伸展力弱
桡神经	肘肌	中指感觉减退
桡神经	桡侧腕伸肌	
桡神经	尺侧腕伸肌	
桡神经	指伸肌	
桡神经	小指伸肌	
桡神经	拇长展肌	
桡神经	拇长伸肌	
桡神经	拇短伸肌	
桡神经	示指伸肌	
正中神经	旋前圆肌	
正中神经	桡侧腕屈肌	
正中神经	掌长肌	
正中神经	指浅屈肌	
正中和尺神经	指深屈肌	
正中神经	拇长屈肌	
正中神经	旋前方肌	
胸神经	胸大肌	
胸神经	胸小肌	

表 7.1 ■ 上肢（续）

神经根	神经	肌肉	神经根损伤症状与体征
C8	桡神经	尺侧腕伸肌	手指远节指骨屈曲力弱
	桡神经	指伸肌	示指、环指和小指向中指内收不能
	桡神经	小指伸肌	示指、中指、环指从中指中线向尺侧、桡侧外展困难
	桡神经	拇长展肌	手在腕关节屈曲和尺侧偏力弱
	桡神经	拇长伸肌	小指外展、屈曲和与拇指对掌力弱
	桡神经	拇短伸肌	拇指向尺侧和掌侧内收不能
	桡神经	示指伸肌	前臂远端尺侧半、第 5 指和第 4 指尺侧半的感觉减退
	正中神经	掌长肌	
	正中神经	指浅屈肌	
	正中神经和尺神经	指深屈肌	
	正中神经	拇长屈肌	
	正中神经	旋前方肌	
	正中神经	拇短展肌	
	正中神经	拇对掌肌	
	正中神经	拇短屈肌	
	尺神经	尺侧腕屈肌	
	尺神经	掌短肌	
	尺神经	小指展肌	
	尺神经	小指对掌肌	
	尺神经	小指屈肌	
	尺神经	掌侧骨间肌	
	尺神经	背侧骨间肌	
	尺神经	拇收肌	
	正中神经和尺神经	蚓状肌（4）	
	胸神经	胸大肌	
	胸神经	胸小肌	

T1			
掌长肌	正中神经	手指外展无力。示指、中指和环指从中指中线向桡侧及尺侧外展困难
指浅屈肌	正中神经	
指深屈肌	正中神经和尺神经	示指、环指和小指向中指内收不能
拇长屈肌	正中神经	小指外展、屈曲和向拇指对掌力弱
旋前方肌	正中神经	拇指向尺侧、掌侧方向内收力弱及拇指外展力弱
拇短展肌	正中神经	前臂上半部和臂下半部内侧面感觉减退
拇对掌肌	正中神经	
拇短屈肌	正中神经	
尺侧腕屈肌	尺神经	
掌短肌	尺神经	
小指展肌	尺神经	
小指对掌肌	尺神经	
小指屈肌	尺神经	
掌侧骨间肌	尺神经	
背侧骨间肌	尺神经	
拇收肌	尺神经	
蚓状肌（4）	正中神经和尺神经	
胸大肌	胸神经	
胸小肌	胸神经	

表 7.1 ■ 上肢（续）

神经干	神经	肌肉	神经干受损症状与体征
上干	肩胛背神经	大菱形肌	肩部、上臂部外展、屈曲和外旋力弱
C5, C6	肩胛背神经	小菱形肌	肘部屈曲和桡侧腕伸力弱
	肩胛背神经	肩胛提肌	C5 和 C6 皮肤感觉丧失——臂的侧面、前臂和第 1、2 指
	肩胛上神经	冈上肌	
	肩胛上神经	冈下肌	
	肩胛上神经	肩胛下肌	
	肩胛上神经	大圆肌	
	腋神经	三角肌	
	腋神经	小圆肌	
	肌皮神经	喙肱肌	
	肌皮神经	肱二头肌	
	肌皮神经	肱肌	
	胸背神经	背阔肌	
	桡神经	肱三头肌	
	桡神经	肘肌	
	桡神经	肱桡肌	
	桡神经	桡侧腕伸肌	
	桡神经	旋后肌	
	正中神经	旋前圆肌	
	正中神经	桡侧腕屈肌	
	胸神经	胸大肌	
	胸神经	胸小肌	

中干 C7	肌皮神经	喙肱肌	
	胸背神经	背阔肌	
	桡神经	肱三头肌	前臂在肘部伸展力弱或不能
	桡神经	肘肌	手在腕部伸展（背屈）和桡侧外展力弱/不能。手在腕部屈曲（掌屈）
	桡神经	桡侧腕伸肌	和在掌屈时指关节向尺侧偏不能
	桡神经	尺侧腕伸肌	腕部背屈和，近节指骨伸展力弱或不能
	桡神经	指伸肌	拇指近节、远节指骨伸展力弱或消失
	桡神经	小指伸肌	中指、有时示指上的感觉减退
	桡神经	拇长展肌	
	桡神经	拇长伸肌	
	桡神经	拇短伸肌	
	桡神经	示指伸肌	
	正中神经	旋前圆肌	
	正中神经	桡侧腕屈肌	
	正中神经	掌长肌	
	正中神经	指浅屈肌	
	正中和尺神经	指深屈肌	
	正中神经	拇长屈肌	
	正中神经	旋前方肌	
	胸神经	胸大肌	
	胸神经	胸小肌	

表 7.1 ■ 上肢（续）

神经干	神经	肌肉	神经干受损症状与体征
下干 C8,T1	胸背神经	背阔肌	小指外展、屈曲和与拇指对掌力弱或不能
	桡神经	肱三头肌	示指、环指、小指向中指方向内收不能
	桡神经	肘肌	示指、中指和环指从中指中线向桡侧、尺侧外展困难
	桡神经	尺侧腕伸肌	拇指向尺侧、掌侧内收不能
	桡神经	指伸肌	伸向前臂和手指末节屈曲无力
	桡神经	小指伸肌	前臂远端尺侧半、第 5 指和第 4 指尺侧半的感觉减退
	桡神经	拇长展肌	
	桡神经	拇长伸肌	
	桡神经	拇短伸肌	
	桡神经	示指伸肌	
	正中神经	掌长肌	
	正中神经	指浅屈肌	
	正中和尺神经	指深屈肌	
	正中神经	拇长屈肌	
	正中神经	旋前方肌	
	尺神经	小指展肌	
	尺神经	小指对掌肌	
	尺神经	小指屈肌	
	尺神经	掌侧骨间肌	
	尺神经	背侧骨间肌	
	尺神经	拇收肌	
	正中和尺神经	蚓状肌（4）	
	胸背神经	胸大肌	
	胸背神经	胸小肌	

神经束	神经	肌肉	神经束损伤症状与体征
后束 C5～T1	肩胛下神经	肩胛下肌	肩关节活动范围（ROM）内和臂外展、内收、屈曲、伸展、外旋力弱
	肩胛下神经	大圆肌	前臂在肘部伸展力弱或不能
	腋神经	三角肌	手在腕部伸展（背曲）和向桡侧外展力弱或不能
	腋神经	小圆肌	旋后和在掌指关节（MCP）处伸手指不能
	胸背神经	背阔肌	腕部背曲和向尺侧偏不能
	桡神经	肱三头肌	拇指的远节和近节背伸展力弱或不能
	桡神经	肘肌	臂外侧的感觉减弱——上臂三角肌部分、前臂外侧和前三个手指
	桡神经	肱桡肌	
	桡神经	桡侧腕伸肌	
	桡神经	旋后肌	
	桡神经	尺侧腕伸肌	
	桡神经	指伸肌	
	桡神经	小指伸肌	
	桡神经	拇长展肌	
	桡神经	拇长伸肌	
	桡神经	拇短伸肌	
	桡神经	示指伸肌	
外侧束 C5～T1	肌皮神经	喙肱肌	前臂旋前，屈曲不能
	肌皮神经	肱二头肌	前臂和手在腕部屈曲力弱
	肌皮神经	肱肌	手指远节指骨屈曲力弱
	正中神经	旋前圆肌	前臂外侧和中指的感觉减退
	正中神经	桡侧腕屈肌	
	正中神经	掌长肌	
	正中神经	指浅屈肌	
	正中神经和尺神经	指深屈肌	
	正中神经	拇长屈肌	
	胸神经	胸大肌	
	胸神经	胸小肌	

表 7.1 ■ 上肢（续）

神经干	神经	肌肉	神经干受损症状与体征
内侧束 C6~T1	正中神经	掌长肌	手指末节屈曲力弱
	正中神经	指浅屈肌	小指外展、屈曲和向拇指方向对掌力弱或不能
	正中神经和尺神经	指深屈肌	示指、环指、小指向中指方向内收不能
	正中神经	拇长屈肌	示指、中指和环指从中指中线向桡侧、尺侧外展困难
	正中神经	旋前方肌	拇指向尺侧，掌侧内收不能
	正中神经	拇短展肌	第 1、第 2、第 3 指掌面和第 4 指的一半掌面感觉减退
	正中神经	拇对掌肌	
	正中神经	拇短屈肌	
	尺神经	尺侧腕屈肌	
	尺神经	掌短肌	
	尺神经	小指展肌	
	尺神经	小指对掌肌	
	尺神经	小指屈肌	
	尺神经	掌侧骨间肌	
	尺神经	背侧骨间肌	
	尺神经	拇收肌	
	正中和尺神经	蚓状肌（4）	

神经股	神经	肌肉	神经股损伤症状与体征
后股	肩胛下神经	肩胛下肌	肩关节活动范围内和臂外展、内收、屈曲、伸展和外旋力弱
C5 ~ C8	肩胛下神经	大圆肌	前臂在肘部伸展力弱或不能
	腋神经	三角肌	手在腕部伸展（背曲）和桡偏力弱或不能
	腋神经	小圆肌	旋后和在掌指关节（MCP）手指伸展不能
	胸背神经	背阔肌	腕部背曲和向尺侧偏不能
	桡神经	肱三头肌	拇指近端和远端指节伸展力弱或不能
	桡神经	肘肌	臂外侧感觉减退——上臂三角肌区、前臂外侧和前三个手指
	桡神经	肱桡肌	
	桡神经	桡侧腕伸肌	
	桡神经	旋后肌	
	桡神经	尺侧腕伸肌	
	桡神经	指伸肌	
	桡神经	小指伸肌	
	桡神经	拇长展肌	
	桡神经	拇长伸肌	
	桡神经	拇短伸肌	
	桡神经	示指伸肌	

表 7.1 ■ 上肢（续）

神经股	神经	肌肉	神经股损伤症状与体征
前股 C5~T1	肌皮神经	喙肱肌	前臂旋后和在肘部屈曲力弱或不能
	肌皮神经	肱二头肌	第1、2、3指掌屈力弱或不能
	肌皮神经	肱肌	
	正中神经	旋前圆肌	拇指掌侧外展力弱或不能（垂直于手掌平面）
	正中神经	桡侧腕屈肌	手指远端指节屈曲无力
	正中神经	掌长肌	小指外展，屈曲和与拇指对指力弱或不能
	正中神经	指浅屈肌	示指、环指和小指向中指内收不能
	正中神经和尺神经	指深屈肌	示指、中指和环指以中指中线为中心向桡侧及尺侧外展困难
	正中神经	拇长屈肌	拇指向尺侧和掌侧内收不能
	正中神经	旋前方肌	前臂外侧和第3、第4、第5指感觉减退
	正中神经	拇长展肌	
	正中神经	拇短展肌	
	正中神经	拇短屈肌	
	尺神经	尺侧腕屈肌	
	尺神经	掌短肌	
	尺神经	小指展肌	
	尺神经	小指对掌肌	
	尺神经	小指屈肌	
	尺神经	掌侧骨间肌	
	尺神经	背侧骨间肌	
	尺神经	拇收肌	
	正中神经和尺神经	蚓状肌（4）	
	胸神经	胸大肌	
	胸神经	胸小肌	

周围神经	神经根	肌肉	周围神经损伤症状与体征
腋神经	C5, C6	三角肌	肩部活动度减小及臂外展、内收、屈曲、伸展和外旋力弱
	C5, C6	小圆肌	臂外侧三角肌区域感觉减退
肌皮神经	C5, C6, C7	喙肱肌	前臂旋后和前臂在肘部屈曲力弱或不能
	C5, C6	肱二头肌	前臂外侧感觉减退
	C5, C6	肱肌	
桡神经	C6, C7, C8	肱三头肌	前臂在肘部伸展力弱或不能
	C6, C7, C8	肘肌	手在腕部向桡侧伸展和伸展（背曲）力弱或不能
	C5, C6	肱桡肌	旋后和手指在掌指关节（MCP）处伸指不能
	C6, C7	桡侧腕伸肌	腕关节背屈和尺偏不能
	C5, C6	旋后肌	拇指近端和远端指节伸展力弱或不能
	C7, C8	尺侧腕伸肌	拇指和示指指间部位感觉减退
	C7, C8	指伸肌	
	C7, C8	小指伸肌	
	C7, C8	拇长展肌	
	C7, C8	拇长伸肌	
	C7, C8	拇短伸肌	
	C7, C8	示指伸肌	

表 7.1 ■ 上肢（续）

周围神经	神经根	肌肉	周围神经损伤症状与体征
正中神经	C6,C7	旋前圆肌	前臂旋前及手在腕部屈曲不能
	C6,C7	桡侧腕屈肌	第1、2、3指掌面和第4指一半掌面感觉麻木/刺痛
	C7,C8,T1	掌长肌	
	C7,C8,T1	指浅屈肌	拇指掌侧外展力弱/不能（垂直于手掌面）
	C7,C8,T1	指深屈肌	不能做"OK"动作
	C7,C8,T1	拇长屈肌	示指远节桡侧面感觉减退
	C7,C8,T1	旋前方肌	
	C8,T1	拇短展肌	
	C8,T1	拇对掌肌	
	C8,T1	拇短屈肌	
	C8,T1	蚓状肌	
尺神经	C8,T1	尺侧腕屈肌	小指外展、屈曲和拇指对指力弱/不能
	C8,T1	指深屈肌	示指、环指和小指向中指内收不能
	C8,T1	掌短肌	示指、中指和环指从中指中线向桡侧和尺侧外展困难
	C8,T1	小指展肌	拇指向尺侧、掌侧内收不能
	C8,T1	小指对掌肌	第5指和第4指尺侧半感觉减退
	C8,T1	小指屈肌	
	C8,T1	掌侧骨间肌	
	C8,T1	背侧骨间肌	
	C8,T1	拇收肌	
	C8,T1	拇短屈肌	
	C8,T1	蚓状肌	

表 7.1 ■ 下肢（续）

神经根	神经	肌肉	下肢神经根损伤症状与体征
L2	股神经	髂腰肌	髋部内收、屈曲力弱
	股神经	缝匠肌	大腿内收、屈曲、内旋和外旋力弱或不能
	股神经	股直肌	小腿在膝部伸展力弱或不能
	股神经	股外侧肌	大腿前面和内侧面、小腿内侧面感觉减退
	股神经	股中间肌	
	股神经	股内侧肌	
	股神经	耻骨肌	
	闭孔神经	短收肌	
	闭孔神经	长收肌	
	闭孔神经	股薄肌	
	闭孔神经	大收肌	
L3	股神经	髂腰肌	髋部内收、屈曲力弱
	股神经	缝匠肌	大腿内收、屈曲、内旋和外旋力弱或不能
	股神经	股直肌	小腿在膝部伸展力弱或不能
	股神经	股外侧肌	大腿和膝部前面和内侧面感觉减退
	股神经	股中间肌	
	股神经	股内侧肌	
	股神经	耻骨肌	
	闭孔神经	短收肌	
	闭孔神经	长收肌	
	闭孔神经	股薄肌	
	闭孔神经	大收肌	

表 7.1 ■ 下肢（续）

神经根	神经	肌肉	下肢神经根损伤症状与体征
L4	股神经	股直肌	髋部内收、外展无力
	股神经	股外侧肌	大腿内收、外展、屈曲、内旋、外旋力弱
	股神经	股中间肌	膝部屈曲、内旋和伸展力弱
	股神经	股内侧肌	足背屈曲不能（足下垂）
	闭孔神经	短收肌	足部内翻受限
	闭孔神经	长收肌	小腿远端内侧、内踝区感觉减退
	闭孔神经	股薄肌	
	闭孔神经	大收肌	
	臀上神经	臀中肌	
	臀上神经	臀小肌	
	臀上神经	阔筋膜张肌	
	腓深神经	胫骨前肌	
	胫神经	腘肌	
L5	臀上神经	臀中肌	大腿内收、外展、屈曲、内旋、外旋力弱
	臀上神经	臀小肌	小腿屈曲、内旋力弱
	臀上神经	阔筋膜张肌	足背曲不能（足下垂）
	臀下神经	臀大肌	足内翻/外翻受限
	坐骨神经	半腱肌	所有的脚趾伸展不能
	坐骨神经	半膜肌	足/趾跖屈和屈膝力弱或不能
	坐骨神经	股二头肌	小腿外侧半和足背感觉减弱，尤其是蹬趾和第 2 趾
	腓深神经	趾长伸肌	
	腓深神经	胫骨前肌	
	腓深神经	蹬长伸肌	
	腓深神经	第三腓骨肌	
	腓浅神经	趾短伸肌	
	腓浅神经	腓骨长肌	
	腓浅神经	腓骨短肌	
	胫神经	腘肌	
	胫神经	胫骨后肌	
	胫神经	蹬长屈肌	
	胫神经	趾长屈肌	

S1	臀上神经	臀中肌	大腿内收、外展、屈曲、伸展、内旋、外旋力弱
	臀上神经	臀小肌	
	臀上神经	阔筋膜张肌	
	臀下神经	臀大肌	
	坐骨神经	半腱肌	小腿屈曲、内旋力弱
	坐骨神经	半膜肌	
	坐骨神经	股二头肌	
	腓深神经	趾长伸肌	足背曲不能（足下垂）
	腓深神经	姆长伸肌	
	腓深神经	第三腓骨肌	
	腓深神经	趾短伸肌	所有脚趾不能伸展
	腓浅神经	腓骨长肌	足内翻/外翻受限
	腓浅神经	腓骨短肌	
	胫神经	腓肠肌	足/趾跖屈和膝部屈曲力弱或不能
	胫神经	腘肌	
	胫神经	比目鱼肌	小腿远端后部 1/3、足跟外侧、足和小趾外侧感觉减退
	胫神经	胫骨后肌	
	胫神经	姆长屈肌	
	胫神经	趾长屈肌	
	胫神经	小趾展肌	
	胫神经	足底方肌	
	胫神经	小趾屈肌	
	胫神经	蚓状肌	
	胫神经	姆收肌	
	胫神经	姆展肌	
	胫神经	趾短屈肌	
	胫神经	姆短屈肌	

表 7.1 ■ 下肢（续）

神经根	神经	肌肉	下肢神经根损伤症状与体征
S2	臀下神经	臀大肌	足/趾跖屈和膝部屈曲力弱或不能
	坐骨神经	半腱肌	小腿后部感觉障碍
	坐骨神经	半膜肌	
	坐骨神经	股二头肌	
	胫神经	腓肠肌	
	胫神经	比目鱼肌	
	胫神经	跨长屈肌	
	胫神经	趾长屈肌	
	胫神经	小趾展肌	
	胫神经	足底方肌	
	胫神经	小趾屈肌	
	胫神经	蚓状肌	
	胫神经	背侧骨间肌	
	胫神经	跖侧骨间肌	
	胫神经	跨收肌	
	胫神经	跨展肌	
	胫神经	趾短屈肌	
	胫神经	跨短屈肌	
S3	胫神经	小趾展肌	足/趾跖屈、膝部屈曲力弱或不能
	胫神经	背侧骨间肌	肛周区域感觉减退
	胫神经	跖侧骨间肌	
	胫神经	跨收肌	

神经丛	神经	肌肉	神经丛损伤症状与体征
腰丛 T12，L1～L4	髂腹下神经	腹横肌	髋部内收、屈曲力弱
	髂腹下神经	腹内斜肌	大腿内收、屈曲、内旋和外旋力弱或不能
	髂腹下神经	腹外斜肌	在膝部伸小腿力弱或不能
	髂腹股沟神经	腹横肌	臀上部、阴囊/阴唇、下腹部、大腿前面、内侧和外侧面、小腿内侧面感觉减退
	髂腹股沟神经	腹内斜肌	
	生殖股神经	提睾肌	
	L1，L2，L3	腰方肌	
	L1，L2，L3	腰小肌	
	L1，L2，L3，L4	腰大肌	
	股神经	髂腰肌	
	股神经	缝匠肌	
	股神经	股直肌	
	股神经	股外侧肌	
	股神经	股中间肌	
	股神经	股内侧肌	
	股神经	耻骨肌	
	闭孔神经	短收肌	
	闭孔神经	长收肌	
	闭孔神经	股薄肌	
	闭孔神经	大收肌	

表 7.1 ■ 下肢（续）

神经丛	神经	肌肉	神经丛损伤症状与体征
骶丛 L4～S3	L4, L5, S1	股方肌	大腿伸展、内收、屈曲和内旋力弱
	L4, L5, S1	下孖肌	小腿屈曲、内旋力弱
	L5, S1, S2	闭孔内肌	肛门括约肌力弱
	L5, S1, S2	上孖肌	大腿后部，小腿外侧半和整个足部感觉减退
	S1, S2	梨状肌	
	臀上神经	臀中肌	
	臀上神经	臀小肌	
	臀上神经	阔筋膜张肌	
	臀下神经	臀大肌	
	坐骨神经	大收肌	
	坐骨神经	半腱肌	
	坐骨神经	半膜肌	
	坐骨神经	股二头肌	

周围神经	神经根	肌肉	周围神经损伤症状与体征
股神经	L2, L3	髂腰肌	髋部内收、屈曲力弱
	L2, L3	缝匠肌	大腿内收、屈曲、内旋力弱或不能
	L2, L3, L4	股直肌	在膝部伸展小腿力弱或不能
	L2, L3, L4	股外侧肌	大腿前面和内侧面、小腿内侧面感觉减退
	L2, L3, L4	股中间肌	
	L2, L3, L4	股内侧肌	
	L2, L3	耻骨肌	
闭孔神经	L2, L3, L4	短收肌	大腿内收、屈曲、内旋、外旋力弱或不能
	L2, L3, L4	长收肌	大腿内侧面感觉减退
	L2, L3, L4	股薄肌	
	L2, L3, L4	大收肌	

神经	肌肉	神经根	临床表现
臀上神经	臀中肌	L4, L5, S1	大腿内收、屈曲和内旋力弱
	臀小肌	L4, L5, S1	
	阔筋膜张肌	L4, L5, S1	
臀下神经	臀大肌	L5, S1, S2	大腿伸展、外展和外旋力弱
坐骨神经	大收肌	L5, S1, S2	大腿伸展力弱
	半腱肌	L5, S1, S2	小腿屈曲和内旋力弱
	半膜肌	L5, S1, S2	小腿外侧半和整个足部感觉减退
	股二头肌长头	L5, S1, S2	
	股二头肌短头	L5, S1, S2	
腓深神经	趾长伸肌	L5, S1	足背曲不能（足下垂）
	胫骨前肌	L4, L5	足内翻 / 外翻受限
	蹞长伸肌	L5, S1	所有足趾均不能伸展
	第三腓骨肌	L5, S1	足背部感觉减退，特别是蹞趾和第二脚趾
	趾伸肌	L5, S1	
腓浅神经	腓骨长肌	L5, S1	足跖屈力弱
	腓骨短肌	L5, S1	足外翻受限
			小腿前外侧部和足背部感觉减退

表 7.1 ■ 下肢（续）

周围神经	神经根	肌肉	周围神经损伤症状与体征
胫神经	S1, S2	腓肠肌	足/趾跖屈和膝部屈曲无力或不能
	L4, L5, S1	腘肌	足部内翻不能
	S1, S2	比目鱼肌	小腿后部感觉障碍
	L5, S1	胫骨后肌	
	L5, S1, S2	踇长屈肌	
	L5, S1, S2	趾长屈肌	
	S1, S2, S3	小趾展肌	
	S1, S2	足底方肌	
	S1, S2	小趾屈肌	
	S2, S3	蚓状肌	
	S2, S3	背侧骨间肌	
	S1, S2, S3	足底骨间肌	
	S1, S2	踇收肌	
	S1, S2	踇展肌	
	S1, S2	趾短屈肌	
		踇短屈肌	

表 7.2 ■ 肌电图（EMG）评估

肌肉	神经	神经根
常用上肢肌肉		
- C5 脊旁肌	分支	C5
- C6 脊旁肌	分支	C6
- C7 脊旁肌	分支	C7
- C8 脊旁肌	分支	C8
- T1 脊旁肌	分支	T1
- 三角肌	腋神经	C5 ~ C6
- 肱二头肌	肌皮神经	C5 ~ C6
- 肱三头肌	桡神经	C6 ~ C8
- 旋前圆肌	正中神经	C6 ~ C7
- 拇短展肌	正中神经	C8 ~ T1
- 第一背侧骨间肌	尺神经	C8 ~ T1
- 小指展肌	尺神经	C8 ~ T1
常用下肢肌肉		
- L3 脊旁肌	分支	L3
- L4 脊旁肌	分支	L4
- L5 脊旁肌	分支	L5
- S1 脊旁肌	分支	S1
- 臀大肌	臀下神经	L5 ~ S2
- 股二头肌（短头）	坐骨神经（腓神经）	L5 ~ S2
- 腓肠肌内侧头	胫神经	S1 ~ S2
- 胫骨前肌	腓神经深支	L4 ~ L5
- 股直肌	股神经	L2 ~ L4
- 股二头肌（长头）	坐骨神经（胫神经）	L5 ~ S2
- 腓骨长肌	腓神经浅支	L5 ~ S1
其他常用肌肉		
前臂		
- Ⅳ和Ⅴ指深屈肌	尺神经	C8, T1
- 拇长屈肌	正中神经（前骨间肌支）	C7 ~ C8
- 指浅屈肌	正中神经	C7 ~ C8
- 桡侧腕屈肌	正中神经	C6 ~ C7
- 尺侧腕屈肌	尺神经	C7 ~ T1
- 示指固有伸肌	桡神经（后骨间肌支）	C7 ~ C8
- 尺侧腕伸肌	桡神经（后骨间肌支）	C7 ~ C8
- 桡侧腕伸肌	桡神经	C6 ~ C7
- 指总伸肌	桡神经（后骨间肌支）	C7 ~ C8
- 肱桡肌	桡神经	C5 ~ C6
- 肘肌	桡神经	C7 ~ C8
- 旋前方肌	正中神经（前骨间肌支）	C8, T1

表 7.2 ■ 肌电图（EMG）评估（续）

肌肉	神经	神经根
上臂		
- 肱肌	肌皮神经	C5 ~ C6
- 旋后肌	桡神经	C5 ~ C6
- 拇长伸肌	桡神经（后骨间肌支）	C7 ~ C8
- 拇长展肌	桡神经（后骨间肌支）	C7 ~ C8
肩部		
- 胸大肌	胸神经	C5 ~ T1
- 冈上肌	肩胛上神经	C5 ~ C6
- 背阔肌	胸背神经	C6 ~ C8
- 大圆肌	肩胛下神经	C5 ~ C6
- 前锯肌	胸长神经	C5 ~ C7
- 菱形肌	肩胛背神经	C5
- 肩胛提肌	肩胛背神经	C5
- 冈下肌	肩胛上神经	C5 ~ C6
- 斜方肌	脊髓副神经	脑神经XI，C3 ~ C4
足部		
- 踇展肌	足底内侧神经	S1 ~ S2
- 小趾展肌	足底外侧神经	S1 ~ S3
小腿		
- 胫骨后肌	胫神经	L5，S1
- 比目鱼肌	胫神经	L5 ~ S2
大腿		
- 阔筋膜张肌	股神经	L4 ~ L5
- 长收肌	闭孔神经	L2 ~ L4
- 股外侧肌	股神经	L2 ~ L4
- 股内侧肌	股神经	L2 ~ L4
- 大收肌	闭孔神经、坐骨神经	L2 ~ S1
- 股薄肌	闭孔神经	L2 ~ L4
臀部		
- 臀中肌	臀上神经	L4 ~ S1
- 髂腰肌	股神经	L2 ~ L3
非肢体		
- 口轮匝肌	面神经	脑神经VII
- 眼轮匝肌	面神经	脑神经VII
- 膈肌	膈神经	C3 ~ C5
- 肛门括约肌	阴部神经	S2 ~ S4
- 胸锁乳突肌	脊髓副神经	脑神经XI，C2 ~ C3

（王颖　译）

第 8 章

易犯的错误

Lyn D. Weiss

本章将回顾可能误导新手和经验丰富的电诊断学检查人员在临床、技术和人为方面的错误。记住，如果没有得到你认为应该得到的反应，可能是仪器或是你的操作技术出了问题，也可能患者神经支配有变异，或者需要重新考虑诊断。

易犯错误 1：采集病史不详尽和体格检查不仔细

电诊断学检查是病史和体格检查的延伸。详细询问病史和进行体格检查是准确诊断的最重要组成部分，而不是仅仅依靠肌电图。例如，一个患者电诊断学检查被诊断为腕管综合征。经进一步询问，发现患者颈部疼痛并放射至手部，还伴有感觉异常。怀疑患者为颈神经根病，并进一步给患者进行体格检查。发现患者有 Spurling 征阳性，并有上肢力弱和肱二头肌深肌腱反射减弱。虽然，最初是为了证实是否为腕管综合征而进行的肌电图检查，但详细的病史和体格检查结果表明需要按颈神经根病进行检查。这些重要信息有助于肌电图检查时神经及肌肉的选择。

易犯错误 2：技术因素

当出现了一个异常或意外的结果，临床医生可能认为是病理改变。然而，这个意想不到的结果可能是由于电诊断学检查者的失误导致的。尽管经验丰富的肌电图医师很少出现技术上的失误，原因之一是因为，他们意识到如果没有得到预期的结果，需要调整自己的技术。有时难获取或仅获取低波幅的运动或感觉神经动作电位（诱发反应），其主要原因是没有刺激到神经和（或）未在恰当的神经或肌肉上记录。这些需要有条不紊地解决。测不到波幅或波幅低的可能原因如下：

- 刺激是否传导？寻找肉眼可见的肌肉收缩。如果没有肌肉收缩，可能为：
  a. 刺激器未启动，试着把刺激强度调小，刺激一下自己，判断是否有电击感。
  b. 位置不正确，重新放置刺激器。
  或
  c. 刺激强度可能不够，这是有可能的，特别是在水肿严重或过多的脂肪组织区域。增加刺激强度或刺激时程（脉冲宽度）。

- 前置放大器是否打开？

　　大多数前置放大器有灯光显示开 / 关。如果前置放大器关闭，患者会感到电击，但却记录不到反应。

- 设置（增益大小和扫描速度）正确吗？

　　用运动模式（增益）检测感觉神经传导，只会显示一条直线。感觉神经动作电位波幅通常是 10 ~ 20 μV。复合肌肉动作电位通常在 4 ~ 10 mV。

- 导线和电极连接正确吗？

　　一个正弦波或波浪形的基准线通常表示接地不良或电极接触不良。许多机器有一个陷波滤波器，将滤掉 60 Hz 的波。缺点是，如果波形中存在任何想要的 60 Hz 成分，也将会被过滤掉。更换电极或电极位置可能有助于排除干扰。有时关掉电动床或其他非必要的电子设备可以帮助减少干扰。

- 刺激的神经和选择的肌肉是否准确？

　　一个初始正相（向下）偏转的较大的正向波通常表示记录电极位置错误，或是电极位置放反。仔细检查以确保参考电极插入前置放大器正确的端口。

　　记录电极是否放置在需要记录的肌肉的肌腹上。尝试重新定位记录电极。如果初始正相偏转，记录电极有可能不在应记录的肌肉的正确位置上。

　　确保刺激到你需要刺激的神经，并查看运动反应（例如，刺激胫神经时，踝关节跖屈）。

易犯错误 3：温度

　　患者受检部位的温度能够影响神经传导检查。检查医师应该知道，肢体温度下降会以下面的方式影响感觉神经动作电位（SNAP）和复合肌肉动作电位（CMAP）的潜伏期、波幅、传导速度和时限：

- 潜伏期延长（ 0.2 ms/℃ ）
- 波幅随温度下降升高（感觉神经比运动神经更明显）
- 传导速度下降 [1.8 ~ 2.4 m/(s·℃)]
- 时限延长

应该注意到，体温下降还会影响重复神经刺激检查，神经肌肉接头疾病的患者可能出现正常的检查结果。

　　理想情况下，应在肢体上放置温度探头以持续监测被测试肢体的温度。进行神经传导检查时，尽量保持上肢的温度在 32℃以上，下肢温度保持在 30℃以上。温暖的肢体可以更好进行研究而非利用修正公式（如上面所描述的上肢 30℃的校正潜伏期通常会缩短 0.4 ms）。表 8.1 和表 8.2 列出了神经传导速度检查的温度校正值。

表 8.1 ■ 神经传导速度（NCV）检查的温度修正。以 32℃ 为标准预估神经传导误差

修正的 NCV = 因素 ×（皮肤测量温度 − 32℃）− 测量的 NCV (m/s)

测量的温度	胫神经运动	腓肠神经感觉	腓神经运动	正中神经运动	正中神经感觉	尺神经运动	尺神经感觉
NCV 变化因素 [m/(s•℃]	1.1	1.7	2	1.5	1.4	2.1	1.6
20℃	−13.2	−20.4	−24	−18	−16.8	−25.2	−19.2
21℃	−12.1	−18.7	−22	−16.5	−15.4	−23.1	−17.6
22℃	−11	−17	−20	−15	−14	−21	−16
23℃	−9.9	−15.3	−18	−13.5	−12.6	−18.9	−14.4
24℃	−8.8	−13.6	−16	−12	−11.2	−16.8	−12.8
25℃	−7.7	−11.9	−14	−10.5	−9.8	−14.7	−11.2
26℃	−6.6	−10.2	−12	−9	−8.4	−12.6	−9.6
27℃	−5.5	−8.5	−10	−7.5	−7	−10.5	−8
28℃	−4.4	−6.8	−8	−6	−5.6	−8.4	−6.4
29℃	−3.3	−5.1	−6	−4.5	−4.2	−6.3	−4.8
30℃	−2.2	−3.4	−4	−3	−2.8	−4.2	−3.2
30.5℃	−1.65	−2.5	−3	−2.25	−2.1	−3.15	−2.4
31℃	−1.1	−1.7	−2	−1.5	−1.4	−2.1	−1.6
31.5℃	−0.55	−0.85	−1	−0.75	−0.7	−1.05	−0.8
32℃	0	0	0	0	0	0	0
32.5℃	0.55	0.85	1	0.75	0.7	1.05	0.8
33℃	1.1	1.7	2	1.5	1.4	2.1	1.6
33.5℃	1.65	2.55	3	2.25	2.1	3.15	2.4
34℃	2.2	3.4	4	3	2.8	4.2	3.2
34.5℃	2.75	4.25	5	3.75	3.5	5.25	4
35℃	3.3	5.1	6	4.5	4.2	6.3	4.8
35.5℃	3.85	5.95	7	5.25	4.9	7.35	5.6
36℃	4.4	6.8	8	6	5.6	8.4	6.4

From Delisa J, Lee H, Baran E, Lai K, Spielholz N. Manual of Nerve Conduction Velocity and Clinical Neurophysiology. 3rd ed. New York: Raven Press; 1994. p. 17–19.

易犯错误 4：测量误差

一般情况下，测量的节段越短，越容易出现测量误差，计算出的传导速度越易发生戏剧性变化。例如，测量距离为 5 cm，一个 0.5 cm 的测量误差（10% 测量误差）将明显改变传导速度。但是，如果距离是 10 cm，测量中 0.5 cm 的误差，误差率为 5%。测量神经某节段长度时一般都会有一些误差，所以应该尽量选择长于 10 cm 节段安放电极，这样可以减少测量误差。

测量中误差的另一个来源是不能直接测量神经的长度。皮肤上不可能完全无误地测量神经长度。尽可能按照神经的走行进行测量将减少误差。肘部的尺神经测量尤其如此（图 8.1）。当肘关节伸直时，尺神经松弛，当肘关节屈曲时，尺神经绷紧。为

表 8.2 ■ 正中神经和尺神经运动／感觉远端潜伏期的温度修正。以 33℃ 为基准预估潜伏期误差

正中神经（或尺神经）运动／感觉 NCV 或远端潜伏期校正 =$$-0.2 \times (Tst - Tm) + 测定的\ NCV\ 或远端潜伏期$$	
测量温度	$-0.2\ (Tst - Tm)$*
20℃	−2.6
21℃	−2.4
22℃	−2.2
23℃	−2.0
24℃	−1.8
25℃	−1.6
26℃	−1.4
27℃	−1.2
28℃	−1.0
29℃	−0.8
30℃	−0.6
31℃	−0.4
32℃	−0.2
33℃	0.0
34℃	0.2
35℃	0.4
36℃	0.6

From Delisa J, Lee H, Baran E, Lai K, Spielholz N. Manual of Nerve Conduction Velocity and ClinicalNeurophysiology. 3rd ed. New York: Raven Press; 1994. p. 17–19.

*Tst = 腕部皮温 33℃ ; Tm = 实际测量皮肤温度。

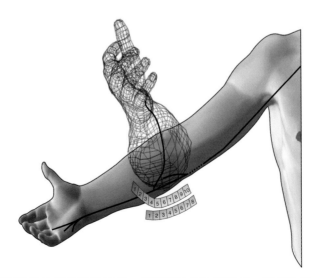

图 8.1   为了测量尺神经的真实长度，刺激该神经和测量时，肘部均需屈曲 70° ~ 90°

了测量神经真实的长度，刺激尺神经和测量长度时，肘部需要弯曲 70°～90°。伸直肘部，测量尺神经长度将会低于真实的神经节段长度。这将导致计算出的传导速度错误地减慢。经皮肤测量的神经长度被认为是实际神经长度的估计值，因此，体表离神经越远，测量值与神经走行的真实距离存在的潜在误差就越大。因而肥胖患者测量的节段神经传导距离准确性会差一些。

易犯错误 5 ：神经支配变异

重要的是要记住，人体实际解剖并不总是遵循教科书的，患者可能存在解剖变异。要特别注意以下三种常见的神经支配变异情况。

1. Martin-Gruber 吻合

Martin–Gruber 吻合是前臂正中神经和尺神经吻合变异（图 8.2）。神经纤维在前臂与正中神经伴行，之后跨越到尺神经，最终去往尺神经支配的肌肉。这些纤维，与尺神经伴行进入手部，支配尺神经支配的肌肉。这种变异使得正中神经在腕部没有穿过腕管，因而出现三个经典的电生理表现。这种电生理表现在腕管综合征的患者中更明显。

a. CMAP 正向偏转

肘部刺激正中神经（不是腕部），在拇短展肌（APB）记录，CMAP 将表现为起始正向（向下）偏转。这种正向偏转的原因是肘部刺激正中神经后，同样兴奋了受尺神经支配的手部固有肌肉（特别是拇收肌）。神经冲动在沿正中神经到达拇短展肌之

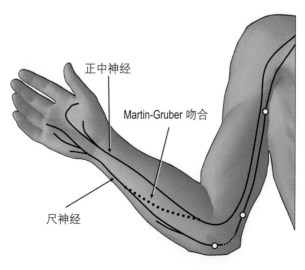

图 8.2　Martin-Gruber 吻合

前，已经沿尺神经（变异后的正中神经与尺神经伴行）到达拇收肌，因为它们没有像原正中神经那样有经过腕管时的延迟。由于记录电极未放置在拇收肌上，因此出现一个向下的偏移。

b. 传导速度加快或出现负传导速度

因为正中神经穿过腕管，所以正中神经传导会有不同程度减慢（这就是为什么刺激腕部时，正中神经潜伏期通常比尺神经长）。如果存在 Martin-Gruber 吻合，那么刺激近端（肘部）正中神经，可出现潜伏期正常。因为最快的神经纤维（潜伏期取决于最快的纤维）实际上是不用穿过腕管的尺神经。传导速度的计算是基于近端刺激（因刺激传到尺神经支配的拇收肌，潜伏期被错误地缩短）和远端刺激（正中神经支配的拇短展肌上记录）的潜伏期。腕管综合征患者，这些潜伏期之间的差异会错误地缩小，甚至会出现负的神经传导速度（肘部潜伏期比腕部潜伏期短）。

c. CMAP 波幅的变化

Martin-Gruber 吻合，近端 CMAP 波幅将大于远端 CMAP（当刺激正中神经，于拇短展肌记录）。这是因为在肘部，除了刺激正中纤维，兴奋拇短展肌，同时也刺激了尺神经，兴奋拇收肌。由于拇收肌靠近拇短展肌，因此近端刺激时，两者 CMAP 叠加后出现波幅高大的 CMAP。（记住，这个高大的波幅包含刺激尺神经支配的拇收肌，通常情况下刺激单纯的正中神经是不能激活该肌肉的。）同样的原因，在尺神经运动的检查中，在远端刺激尺神经（腕部），波幅可能比在肘部刺激得到的波幅高。这是因为在肘部，一些尺神经纤维没有受到刺激，因为它们与正中神经伴行。这些纤维形成的波幅可以在肘部刺激正中神经时显现。

2. Riche-Cannieu 吻合

这是尺神经深支与正中神经回返支之间在手部的交通。存在此吻合，尺神经可随着正中神经支配鱼际肌。

如果 Riche–Cannieu 吻合的患者，腕部正中神经完全撕裂伤，可能仍然保留大鱼际肌的功能，因为这些肌肉可由尺神经支配（通过吻合）。肌电图评估腕部正中神经损伤时，其支配的手部肌肉本应该出现纤颤电位和正锐波，却可出现正常的结果。

3. 腓副神经

腓深副神经（图 8.3）是腓浅神经的一个分支，走行在外踝后方，可支配足外侧的趾短伸肌（EDB）。因此，腓神经损伤导致肌肉功能丧失的患者仍然保持 EDB 功能。这种异常通常可见以下情况：近端（腓骨小头）刺激腓神经获得的 CMAP 波幅较远端刺激（踝部）大。这是因为在脚踝刺激未激活腓副神经，而在腓骨小头刺激激活了该神经。通常，近端刺激（腓骨头）的波幅是刺激外踝后部（趾短伸肌记录）产生的波

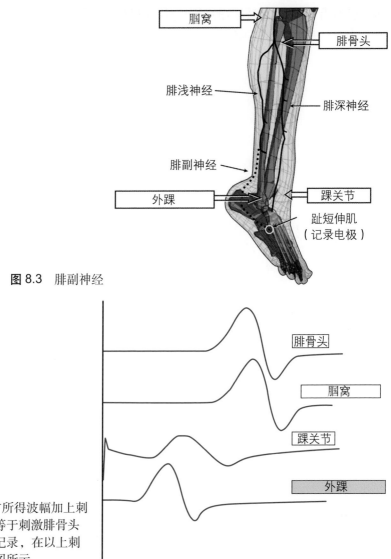

图 8.3　腓副神经

图 8.4　刺激外踝后方所得波幅加上刺激踝部所得波幅大致等于刺激腓骨头所得波幅。趾短伸肌记录，在以上刺激点刺激所得结果如图所示

幅与踝部刺激得到波幅的叠加（图 8.4）：

腓副神经波幅（外踝后方）＋踝关节处腓神经波幅＝腓骨头处波幅

易犯错误 6：刺激位于水肿区域、皮下或脂肪组织

　　进行神经传导检查时，如果刺激器位于水肿区域、脂肪较多组织或皮下组织，均可以使刺激量不足或达不到最大刺激。由于没有直接刺激到神经，使得 CMAP 波幅下降。为了避免上述情况，需深压刺激器，直至得到理想的结果。也可以增加脉

冲宽度，必须注意，不要刺激到附近的其他神经。如果被测试的神经很深，刺激阴极可能需要使用针电极来进行检查。

易犯错误 7 : 解剖位置错误

如果在不正确的神经上刺激或在不准确的肌肉上放置针电极，很显然，得到的结果肯定是不准确的。为了帮助确定正确的肌肉位置，可以让患者先收缩肌肉并触诊肌肉，以放置在正确位置。例如，确定拇短展肌位置，可以让患者外展拇指。在收缩时可以触摸到该肌肉，然后就可将电极放置在适当的位置上了。

易犯错误 8 : 生理因素

生理因素能显著影响 NCS。当考虑检查结果是正常或异常时应考虑以下因素。

年龄

年龄过小和年长患者中，年龄会影响电诊断检查结果。从出生到 1 岁，因为神经髓鞘在逐渐完善过程中，年龄对电诊断影响很明显。在新生儿，神经传导速度约是成人的 50%[1]。1 岁时，速度达到成人的 75%；而 3~5 岁，髓鞘完全形成，此时的儿童数值与成人的标准数据相当。

成年人，随着年龄的增长，神经传导数值也会随之改变。通常情况下，年龄越大，神经传导就越慢。虽然这些变化在中年人是微不足道的，但在老年人中会变得很明显。例如，对于一个 90 岁患者来说，46 m/s 的正中神经运动传导速度是正常的，即使正常值低限为 50 m/s[1]。通常的校正参数是 : 60 岁以后，每 10 年传导速度下降 1~2 m/s[2]。

神经传导检查中，SNAP 和 CMAP 波幅也可受年龄影响。据估计，70 岁的患者 SNAP 波幅可能会下降 50%，这意味着老年人的感觉神经反应低甚至无反应时，应谨慎解释结果，对老年人而言，这有可能是正常的。因此，得出结论前，需要回顾整个检查过程，包括可能会影响结果的各种技术因素。

老年人中，正常老化的运动单位出现功能丧失，机体代偿性轴突芽生出现神经再支配。这些再支配的神经纤维放电是非同步的。因此，老年人进行针电极肌电图检查时，运动单位动作电位（MUAP）的时限会随着年龄的增长而增宽。在青少年，MUAP 时限则随肌纤维和运动单位的生理性增长而增宽。

总之，NCS 检查中，年龄的影响在婴儿中表现为速度明显减慢，这是因为髓鞘在形成过程中。而对老年人而言，NCS 减慢并伴有波幅降低可能是正常的，同时，MUAP 的时限增宽也可能是正常的。

身高

一般情况下，肢体越长，远端神经传导速度越慢。上肢神经传导速度快一些；个矮的人神经传导速度更快。这可能是由于神经在远端逐渐变细。肢体越长，神经末梢越细，因此导致传导速度越慢。此外，肢体远端温度可能更低一些，这也会减慢神经传导速度。当评估 H 反射或 F 波时，潜伏期取决于走行的神经长度。个子高的人往往肢体较长，神经走行的距离就长，H 反射和 F 波的潜伏期相应延长。

体重

体重是一个未被充分认识的生理因素。肥胖者，可能难以直接刺激到神经，刺激时需增加刺激强度或刺激时程。这是由于电刺激到达神经前必须经过脂肪组织。在针电极 EMG 部分，可能会出现针电极长度不足，难以达到深部肌肉，从而增加了检查的技术难度。

易犯错误 9：仪器或环境相关的非生理因素

噪声

噪声是指在检查过程中不想得到的包括生物学信号在内的任何干扰性电信号。当有大量的噪声时，很难听到想要听到的（在屏幕上很难看到想要看到的）。在一定程度上，所有电诊断实验室均存在电噪声。最常见的噪声是 60 Hz 电干扰，这通常来源于无处不在的电器（例如，电灯、计算机、风扇和电热器）。为了最大限度地减少噪声，检查所有的设备，包括：

- 电线应完好无损（没有杂音或损坏）。
- 电极，包括参考电极，应为安全连接。
- 地线应位于记录电极和刺激电极之间。
- 皮肤应清洁（通常使用乙醇）。
- 需要应用电极导电膏。
- 可以将记录电极与参考电极缠绕在一起，减小噪声。
- 检查过程中，要拔掉未使用设备的插头。
- 使用陷波滤波器。
- 关掉荧光灯能减少不必要的信号干扰。

小结

- 记住要详细地询问病史和进行体格检查。
- 掌握解剖知识。
- 注意神经支配变异情况和温度的变化。
- 保持肢体温度。

- 准确测量神经走行。
- 如果出现异常，要反复检查刺激电极、导线和电极的放置位置。

（王颖　李朝霞　译）

参考文献

1. Preston DC , Shapiro BE . Electromyography and Neuromuscular Disorders . London: Elsevier ; 2012 .
2. Dumitru D . Electrodiagnostic Medicine . Philadelphia, PA : Hanley & Belfus, Inc.; 1995 . p. 39 .

第 9 章

腕管综合征

Lyn D. Weiss

腕管综合征（腕部症状性正中神经病）是最常见的局灶卡压性神经病，也是需要用电诊断学来诊断的常见病因。电诊断学检查是评估腕管综合征生理改变的最好方法。

临床表现

腕管综合征（carpal tunnel syndrome，CTS）的典型症状是拇指、示指、中指和桡侧半环指的麻木和感觉异常（图 9.1），也可有手部疼痛，常向近端放射。症状多在夜间或反复手部活动后加重。患者也可能主诉手部无力和（或）不能完成精细动作。某些疾病和（或）生理状态是 CTS 的好发因素，包括糖尿病、妊娠状态、甲状腺疾病、反复腕部张力状态、类风湿关节炎、痛风、周围神经病及水肿。因此，详细的病史采集是做好电诊断检查的重要前提。

查体可发现桡侧三个半手指感觉减退，拇指示指捏取无力，严重病例可见大鱼际肌萎缩。诱发试验可使手指麻木、感觉异常等症状再现，包括叩击腕部正中神经的 Tinel 试验和维持最大屈腕 1～2 min 的 Phalen 试验。因 CTS 易与其他疾病相混淆，因此，全面的体格检查非常重要。

解剖

腕管是包含 9 条肌腱（指浅屈肌腱和指深屈肌腱各 4 条和拇长屈肌腱 1 条）和正中神经的固定间隙（图 9.2），腕骨形成其背侧壁，腕横韧带（屈肌支持带）构成其前壁（或称掌侧壁）。当腕管内空间拥挤时，正中神经会受压。感觉纤维受累常先于运动纤维。

电诊断学检查

为了对正中神经进行全面的电生理评估，受累正中神经一定要与同侧手的另一神经（通常选择尺神经）相比较，受累肢体要与对侧未受累肢体相比较。感觉、运动

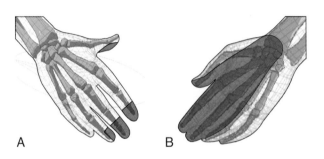

图 9.1　正中神经的感觉分布：（A）手背面，（B）手掌面

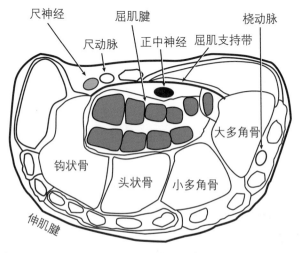

图 9.2　腕管的解剖

传导检查和针极肌电图均应进行检测。神经传导测定时，必须测量记录电极和刺激部位之间的距离。当受试者手大且检测运动神经传导远端潜伏期时未使用标准距离，所得到的延长的潜伏期不一定代表真正异常（图 9.3）。患者的年龄和肢体温度同样也会引起潜伏期正常值的变动。值得注意的是，10% ~ 15% 的临床 CTS 患者神经传导检查结果正常[1]。

感觉神经传导检查

在腕管综合征中，感觉神经动作电位（SNAP）通常首先受累。虽然逆向或顺向刺激均可用于检测，但逆向刺激因诱发的 SNAP 波幅较高而更常被应用。比较掌心记录和跨腕管记录的正中神经 SNAP 是一个有效的方法，通常采用指环电极在示指上刺激，刺激电极到掌心的距离为 7 cm，掌心再到腕管的距离也是 7 cm，总共 14 cm；因刺激和记录时跨腕管很重要，稍长些的距离也是允许的。尽管每个实验室有自己的正常值标准，但一般来说，跨腕管的正中神经感觉传导速度低于 44 m/s 提示传导减慢。

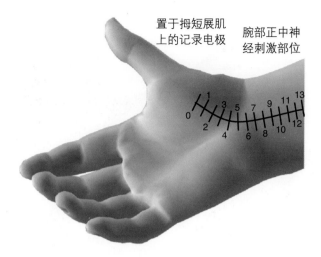

置于拇短展肌
上的记录电极

腕部正中神
经刺激部位

图 9.3　运动神经传导检测时，记录电极与刺激部位之间的距离。注意：拇短展肌至腕的距离在手大的人可能会超过 8 cm，因距离长导致潜伏期相应延长

跨腕管的传导速度与远端传导速度比较，减慢超过 10 m/s 也被认为异常，尤其当考虑到肢体越近端传导速度通常越快时。

　　掌心记录的 SNAP 正常可进一步确认传导减慢仅发生于跨腕管段。中度或重度病例，可发生华勒（Wallerian）变性而致远端 SNAP 亦受累。也可在环指上将正中神经的 SNAP 与尺神经的 SNAP 相比较，两个感觉潜伏期差异超过 0.5 ms 提示 CTS。受累侧正中神经波幅降低提示正中神经轴突受损（对于神经走行的受损部位无特异性），或者是跨腕管的传导阻滞（如果腕管近端的波幅低于远端掌心波幅的 50%）。与未受累侧比较，受累侧正中神经感觉波幅降低超过 50% 被认为差异显著。

　　组合感觉指数（combined sensory index, CSI）整合三种比较性测量法（将正中神经的感觉传导减慢与尺神经和桡神经的感觉传导相比较），用于增加诊断的灵敏度[2]。在腕部分别刺激正中神经和尺神经，以指环电极在环指记录（环指由正中神经和尺神经双重支配），两刺激点与记录电极之间的距离均为 14 cm（图 9.4）；正中神经与尺神经的起始潜伏期差如超过 0.5 ms 被认为差异显著。正中神经与桡神经相比较可用指环电极在拇指记录（拇指由正中神经和桡神经双重支配），一般与记录电极间隔 10 cm，在腕部分别刺激正中神经和桡神经的感觉纤维（图 9.5）；同样，超过 0.5 ms 的潜伏期差被认为有意义。最后，比较正中神经和尺神经的混合神经掌潜伏期，分别于掌中部顺向刺激正中神经和尺神经，以鞍状电极在腕部相应神经走行部位记录（图 9.6）；超过 0.4 ms 的潜伏期差被认为有意义。然后将这三项比较性检测的结果（正中神经与尺神经的感觉潜伏期差、正中神经与桡神经的感觉潜伏期差、正中神经与尺神经的掌刺激潜伏期差）结合起来，如果总的潜伏期差值 ≥0.9 ms，则诊断 CTS 的灵敏度为 83%，特异性为 95%。

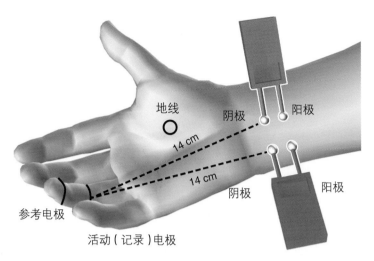

图 9.4 正中神经与尺神经比较的感觉潜伏期差。(Courtesy of Dennis Dowling.)

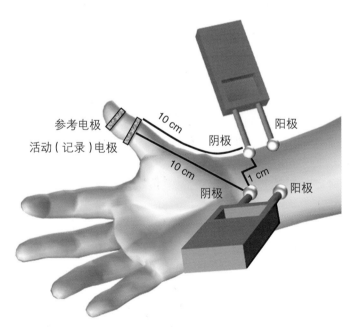

图 9.5 正中神经与桡神经比较的感觉潜伏期差。(Courtesy of Dennis Dowling.)

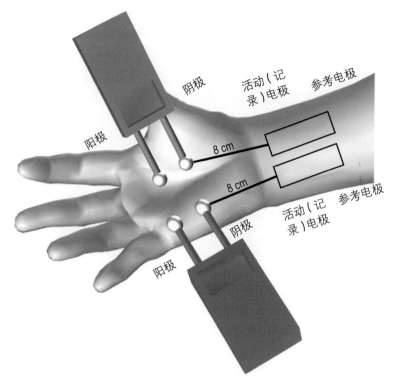

图 9.6　正中神经与尺神经比较的混合神经掌潜伏期差。（ Courtesy of Dennis Dowling. ）

运动神经传导检查

正中神经的复合肌肉动作电位（ CMAP ）的末端潜伏期是评估 CTS 的运动神经纤维受损的重要参数。和感觉传导检测一样，运动传导检测时，记录电极与刺激部位之间的距离必须标准化；许多实验室用于正中神经运动末端潜伏期检测的这一距离为 8 cm。在 8 cm 的距离上，运动末端潜伏期长于 4.2 ms 多提示 CTS。尺神经也必须同时检测以确保并非全身性运动神经病。与感觉传导检测类似，正中神经的运动末端潜伏期较尺神经延长超过 1 ms 同样提示 CTS。受累侧正中神经运动波幅降低提示正中神经轴突受损（对于神经走行的受损部位无特异性）或跨腕管的传导阻滞。

晚反应

一般来说，晚反应（ F 波和 H 反射）对 CTS 的评估无帮助，因为晚反应并非特异性检测，而且它们不能直接评估此时最感兴趣的腕管部位。跨腕管这一短节段的传导减慢会因 F 波和 H 反射的长传导距离而被掩盖。反之，常规运动和感觉传导检测评估腕管区域更为简便。

肌电图

　　肌电图（EMG）检测可提供轴突损害（纤颤电位或正锐波）和（或）神经再支配的证据。检测的肌肉应包括拇短展肌。因 CTS 可合并其他疾病，如果拇短展肌存在自发电活动，则应检测其他肌肉以协助确定 CTS 的诊断。具体地说，应该检测更近端的正中神经支配的肌肉，以除外沿神经走行（而非腕管）的其他部位正中神经病变。此外，非正中神经支配的 C8 神经根来源的肌肉也应被检测。最后，尤其是当有征象提示颈部问题时，可能需要检测颈段脊旁肌以除外颈神经根病。如果正中神经存在传导阻滞，拇短展肌可能显示募集减少，而无自发电位。

报告的书写

　　书面结论应包括如下内容：

1. 电诊断检测是否支持腕管综合征。

2. CTS 的严重程度（轻度、中度或重度）。一般标准是：

　　a. 轻度：正中神经感觉传导减慢，和（或）感觉波幅降低（但感觉波幅仍高于参考值的 50%），无运动受累。

　　b. 中度：正中神经感觉和运动传导均减慢，和（或）SNAP 波幅低于参考值的 50%。

　　c. 重度：正中神经 SNAP 波幅未引出伴运动传导减慢，或正中神经运动传导减慢伴运动波幅降低，或正中神经 CMAP 异常伴拇短展肌针极肌电图证实存在轴突损害。

3. 感觉纤维还是运动纤维受累，还是二者均受累。

4. 拇短展肌是否看到自发电位（纤颤电位和 / 或正锐波）。

小结

　　腕管综合征的典型电诊断学表现包括：

1. 正中神经跨腕管的感觉神经传导速度减慢。

2. 正中神经运动末端潜伏期延长。

3. 正中神经 SNAP 波幅降低。

4. 正中神经 CMAP 波幅降低。

5. 拇短展肌可见自发电位（纤颤电位和 / 或正锐波），而正中神经支配的更近端肌肉正常，C8/T1 神经根支配的其他手部肌肉正常。

　　正中神经病的神经传导检测（NCS）和肌电图改变总结请参见表 9.1。

（蔺凡　译）

表 9.1 ■ 正中神经支配的肌肉和局灶性正中神经损伤的肌电图改变

正中神经支配的肌肉（由近端至远端）	神经	Struthers 韧带综合征累及的肌肉	旋前圆肌综合征累及的肌肉	前骨间神经综合征累及的肌肉	腕管综合征累及的肌肉
旋前圆肌（前臂）	正中神经	√			
桡侧腕屈肌	正中神经	√	√		
掌长肌	正中神经	√	√		
指浅屈肌	正中神经	√	√		
指深屈肌（第 2, 3 指）	前骨间神经	√	√	√	
拇长屈肌	前骨间神经	√	√	√	
旋前方肌	前骨间神经	√	√	√	
拇短展肌（远端到腕）	正中神经	√	√		√
拇对掌肌	正中神经	√	√		√
拇短屈肌（浅头）	正中神经	√	√		√
第 1, 2 蚓状肌	正中神经	√	√		√
临床征象：夜间感觉异常		有	有	无	有
做 "O" 形手势困难		有	有；肘部也有疼痛	无；可有腕或前臂掌面的疼痛	有
前臂旋前无力		有*	有	有	无
手掌的异常感觉		有†	无	无	无
NCV　传导阻滞		上臂至肘部节段	肘部至腕部节段	无传导阻滞	跨腕

* 前臂旋前无力见于 Struthers 韧带综合征，应以此与旋前圆肌综合征相鉴别。

† 正中神经的掌皮支在腕管的浅面经过，腕管综合征时不受累。手掌和大鱼际的感觉缺损有助于旋前圆肌综合征或 Struthers 韧带综合征与腕管综合征相鉴别。

参考文献

1. Werner R . electrodiagnostic evaluation of carpal tunnel syndrome and ulnar neuropathies . PM&R 2013; 5 (Suppl. 5): S14 – 21 .
2. Robinson LR , Micklesen P , Wang L . Strategies for analyzing nerve conduction data: Superiority of a summary index over single tests . Muscle and Nerve 1998 ; 21 : 1166 – 71.

第 10 章

尺神经病

Lyn D. Weiss

临床表现

尺神经病变是仅次于腕管综合征的最常见的上肢神经病变。尺神经可在沿其走行的多个部位受压，肘部的表浅部位较为常见，常常会在用肘部支撑（例如，伏案工作）或肘部频繁地做弯曲和伸展运动时（例如，木匠或装配工）发生。尺侧副韧带的瘢痕化、尺神经沟炎、牵引受压部位，或者投掷运动员外翻过度，都可能导致上述损伤。肘部尺神经病变可以是肘部骨折的迟发反应（迟发性尺神经麻痹）。患者的典型主诉为感觉异常、疼痛以及小指、环指的麻木，并在屈肘时加重。另外，疼痛也可能蔓延至整个手臂（图 10.1）。

腕部尺神经病变不太常见，但可发生于 Guyon 管，即一条由钩骨和豌豆骨构成的管道。腕横韧带将这些结构连接在一起，并构成 Guyon 管的顶部。这一管道中有尺动脉、尺静脉和尺神经通过。腕部负荷过大，尤其是伸展运动时（例如，骑自行车和使用手杖），可增大此损伤发生的风险。

肘部尺神经病变的患者行体格检查时，可于髁后的尺神经沟中触及尺神经，尤其是屈肘时。在第五指和第四指的尺侧半可能会有感觉障碍，但任何感觉的变化都应位于腕部的远端，腕部以上部位不会出现感觉障碍，因为该部位感觉是由前臂内侧皮神经支配的。鉴别尺神经病变发生在肘部还是腕部的一个重要方法是评估尺神经背皮支的状况。该神经通常在未达腕部时便已从尺神经分出，因此在腕部尺神经病变中通常不受累。尺神经背皮支支配手背侧的感觉，分布于手背尺侧、小指以及环指尺侧半背面的皮肤。手腕或肘部尺神经病变时，可出现手固有肌力弱的表现，甚至，在严重的情况下，可观察到明显的第四和第五指呈爪形手畸形（手张开困难）和肌肉萎缩现象（尤其是第一背侧骨间肌）（图 10.2）。

当要求患者把手插到裤子口袋里后，可能会出现 Wartenberg 征（第四和第五指外展），而在要求患者在拇指与第二指桡侧之间夹住一张纸时，则可能观察到 Froment 征。当检查者试图拉出患者手中的纸张时，患者会用拇长屈肌（由健全的正中神经支配）代替拇内收肌（由受影响的尺神经支配）完成规定动作（图 10.3）。

进行腕部尺神经病变的体格检查时，有三种基本病变类型可以显著影响其临床表现。

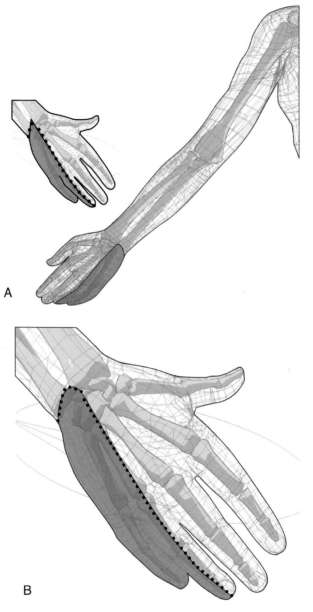

图 10.1　（A）尺神经：皮肤分布。（B）手背侧细节

　　Ⅰ型影响 Guyon 管近端尺神经干，通常同时累及运动和感觉纤维。临床上，患者主诉尺神经支配区手麻、疼痛、感觉异常和无力。严重的情况下可能会有明显的感觉丧失和手固有肌的萎缩。

　　Ⅱ型仅影响 Guyon 管远端尺神经深部肌支，累及骨间肌，包括受尺神经支配的掌部肌群。典型症状为感觉功能完好，小指展肌可能会有运动障碍。

　　Ⅲ型仅影响尺神经的浅支。尺神经浅支支配第四、五指掌侧以及小鱼际的感觉。手部背侧感觉不受影响，手部力量基本可保留。

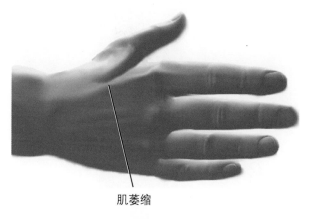

肌萎缩

图 10.2　手固有肌萎缩，尤其是第一背侧骨间肌

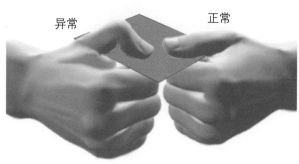

异常　　　　　正常

图 10.3　Froment 征

解剖

尺神经的走行使其在肘部及手腕处易受压迫，进而受损（图 10.4）。

尺神经在肘部（最常发生尺神经卡压）的位置相对表浅。压力（如反复肘部支撑）、骨畸形（如迟发性尺神经麻痹：一种继发于肱骨远端骨折伴肘外翻畸形时的尺神经病变）、慢性半脱位，或是肘管内的尺神经，都可以导致尺神经受压。

肘管综合征是尺神经在尺侧腕屈肌腱膜和弓状韧带（也称肱尺弧）的近端边缘或其下方受到压迫所致。屈肘时，鹰嘴突和内上髁之间的距离增加。屈曲的肘关节伸展并收紧弓状韧带，可压迫尺神经。肘管具有较大的延展性，在屈肘时其容积可降低 50%。

尺神经在 Guyon 管处也容易因压迫受损。Guyon 管是一个位于手腕处的纤维骨性间隔区，在该处，尺神经被腕横韧带、掌侧腕韧带、豌豆骨和钩骨包围。当 Guyon 管受压时，尺神经的深浅支都可能会受到影响，但尺神经背皮支可以幸免。

电诊断学检查

尺神经电诊断学检查可以协助确定尺神经受损的存在，定位受损部位，提示预后，并可以排除与尺神经受损相似的其他情况。对于严重尺神经病变考虑手术者，电诊断检查可以指导外科医生定位卡压部位。此外，C8 神经根病变症状与尺神经病

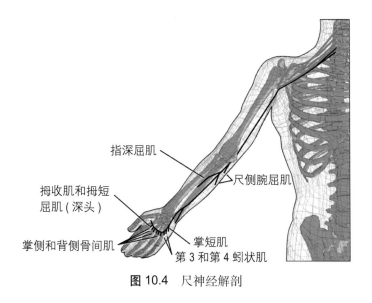

指深屈肌

尺侧腕屈肌

拇收肌和拇短
屈肌（深头）

掌侧和背侧骨间肌

掌短肌
第 3 和第 4 蚓状肌

图 10.4　尺神经解剖

变相似，电诊断学检查可以协助鉴别这两种病变。

　　不同原因引起的尺神经病变需要不同的手术方式治疗，电诊断检查不能区别迟发性尺神经麻痹、髁后尺神经沟受压及肘管卡压。但是，电诊断检查对鉴别肘部尺神经病变及其他病变非常有用。

感觉神经传导检查

　　尺神经病变可以影响感觉神经动作电位（SNAP），因为损伤位于背根神经节的远端（见第 12 章，神经根病变）。这与 C8 神经根病变相反，后者损伤位于背根神经节近端，SNAP 不受影响。而尺神经病变会影响感觉纤维，SNAP 波幅将下降。侧间差大于 50% 对于判断感觉轴突损失是有意义的。值得注意的是，腕部 Ⅱ 型损伤，如前文所述，会影响尺神经，但是感觉纤维幸免。

　　在尺神经病变中，非常重要的是不仅要检测第五指的 SNAP，也要检测尺神经背皮支。这一尺神经感觉支由腕部近端 5 ~ 10 cm 处分出，支配第五指背侧及第四指尺侧的感觉。尺神经背皮支远端（例如，腕部）的病变，可表现为尺侧背皮支检测正常，但是第五指尺神经感觉检测异常。相反，肘部尺神经病变可同时影响尺侧背皮支及第五指尺神经感觉检测结果。由于感觉神经传导需要感觉纤维损失 50% 才出现异常，所以很多临床明显的感觉障碍可能没有表现出 SNAP 异常。

运动神经传导检查

　　潜伏期延长和（或）传导速度减慢提示尺神经脱髓鞘改变。通常，如果没有其他病变征象（例如，正中神经运动末端潜伏期正常，尺神经其他部位传导正常），复合肌肉动作电位（CMAP）末端潜伏期延长表明尺神经通过腕部时速度减慢。尺神经通过肘部时传导速度减慢十分常见。经肘传导速度低于 50 m/s 或者经肘传导速度较远端节段下降大于 10 m/s 被认为是有意义的[1]。同样，传导速度较对侧下降 10 m/s 对肘部尺神经损伤也是有意义的。

波幅的评估比较困难，特别是当存在传导阻滞时。整根神经 CMAP 波幅降低表明轴突损伤。然而，当刺激神经的某一部分出现波幅降低时，提示传导阻滞（假设没有神经支配变异，并且刺激量足够且直接作用于神经）。从远端到近端波幅下降 20% ~ 30% 或更多，一般提示传导阻滞或是 Martin-Gruber 吻合。评估正中神经 CMAP 波形可以检查是否存在 Martin-Gruber 吻合（见第 8 章，易犯的错误）。

当进行尺神经传导检查时，位置及经肘测量方法非常重要。肘部应该屈曲 70° ~ 90°，主要原因在于：

1. 伸肘测量，尺神经处于松弛状态，因而伸肘测量的尺神经长度并非尺神经真正的解剖长度。传导速度将会由于距离的误测而被错误地低估，速度计算公式中分子减小：

$$速度 = 距离 / 时间$$

2. 如果肘部卡压存在，保持肘部屈曲姿势有助于诱发其症状。

如果临床表现初步考虑为尺神经病变，但是小指展肌（ADM）处记录尺神经 CMAP 正常时，应考虑用第一背侧骨间肌（FDI）代替小指展肌进行记录。在一些患者，FDI 更易受到影响，并且更可能出现阳性结果。

寸移技术对确定神经卡压部位意义较大（图 10.5），尤其是对需要外科手术治疗的患者，因为与传统检查相比，它可以更精确地定位卡压部位。肘部屈曲，分别在患者肘部近端及远端皮肤标记 1 cm 长度的节段，然后每间隔 1 cm 刺激尺神经，比较产生的 CMAP。潜伏期增加 ≥0.4 ms/cm 提示局部传导减慢。一个近端节段较前一

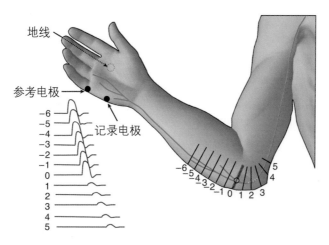

图 10.5　尺神经寸移技术

个远端节段存在确切的波幅下降，表明此区域存在传导阻滞。因为短距离时误差程度较高，所以需要谨慎解释这些结果。波幅改变比潜伏期改变更有意义。（如果近端刺激时波幅更高，常说明远端的低波幅可能是技术上不准确的或者错误的。）

进行经肘部神经传导检查时，至少应该保证肘上至肘下 10 cm 的距离以减小误差程度。

晚反应

晚反应（F 波和 H 反射）一般无助于评价尺神经病变，因为它们无特异性。

肌电图

由于尺神经支配的肌肉及其位置的原因，用肌电图检查来解释尺神经病变比较困难。小指展肌（ADM）（有时称为 ADQ）和第一背侧骨间肌（FDI）是最常检测的尺神经支配的手部肌肉。在 Guyon 管远端尺神经深支或掌部损伤，FDI 较 ADM 更可能被累及。尺侧腕屈肌（FCU）及指深屈肌（FDP）Ⅳ / Ⅴ是腕部近端仅受尺神经支配的肌肉。然而，肘部尺神经受损时，FCU 及 FDP 常幸免，这可能由于：

1. FCU 及 FDP 在内上髁近端接受神经支配。

2. 支配 FCU 的纤维更靠近尺神经沟侧面，可被保护使其不受累。

因此，如果 FCU 及 FDP 针极肌电图检查阴性，腕近端尺神经受累不能被排除。所以神经传导检查常为定位尺神经病变的最重要检查。

如果神经通路的任何部位存在轴突损伤，自发电位（纤颤电位和正锐波）可能出现在损伤远端的肌肉。检测颈段脊旁肌，以及受 C8 支配而无尺神经支配的手部肌肉（如拇短展肌），对于排除 C8 神经根病变很重要，这些肌肉在单纯尺神经病变时应该是正常的。

小结

总之，肘部尺神经病变的经典电诊断发现包括：

1. 尺运动神经经肘传导速度减慢。

2. 肘上刺激时，尺神经运动 CMAP 波幅下降（传导阻滞）。

3. 尺神经 SNAP 波幅下降。

4. 尺神经支配肌肉的自发电位（纤颤电位和正锐波）。

5. 尺神经背皮支 SNAP 波幅下降。

6. 轴突损伤时，尺神经支配的手部肌肉及 FCU 可见自发电位（纤颤电位和正锐波）。（结果应谨慎解读，因为 FCU 可能由于上述原因呈阴性）

尺神经病变的电诊断结果见表 10.1。

（杨硕　译）

表 10.1 ■ 局部尺神经损伤的 EMG 检查和临床表现

部位	尺神经支配的上肢肌肉（由近端到远端）和临床表现	支配神经	手臂处尺神经卡压损伤及肌肉（尺神经沟）	肘部尺神经卡压累及肌肉（肘管综合征）	腕部尺神经卡压累及肌肉（Guyon 管）*
前臂	尺侧腕屈肌	尺神经	√	√	
	指深屈肌（第 4、5 指）	尺神经	√	√	
	掌短肌	尺神经	√	√	
手	小指展肌	尺神经	√	√	√
	小指对掌肌	尺神经	√	√	√
	小指屈肌	尺神经	√	√	√
	掌侧骨间肌	尺神经	√	√	√
	背侧骨间肌（主要为 FDI）	尺神经	√	√	√
	拇收肌	尺神经	√	√	√
	蚓状肌（第 4、5 指）	尺神经	√	√	√
临床症状	第四、五指和小鱼际感觉异常、疼痛或麻木		肘上部，长时间屈肘可加重	肘上部（或肘稍远端），长时间屈肘可加重	仅第 4、5 指掌面
	手背尺侧失去感觉		是	是	否
	爪形手		可能发生	可能发生	可能发生
	尺侧腕屈肌和指深屈肌（第 4、5 指）无力		是	多种可能	否
	拇收肌无力：Froment 征		可能发生	可能发生	可能发生

* 在 Guyon 管中，尺神经分为浅支和深支。浅支配掌短肌，深支走行于小指展肌和小指屈肌之间。

参考文献

1. American Academy of Neurology, American Association of Electrodiagnostic Medicine, American Academy of Physical Medicine and Rehabilitation . Practice parameter for electrodiagnostic studies in ulnar neuropathy at the elbow: summary statement . Muscle Nerve 1999 ; 22 : 408 – 11 .

第 11 章

桡神经病

Julie K. Silver

临床表现

与所有神经一样，桡神经可在若干位置因多种因素受损，包括肱骨骨折或外力压迫。最常见的损伤部位为桡神经沟（蜜月麻痹或星期六晚间麻痹）和前臂神经进入旋后肌处。次常见部位为腋窝（由于拐杖）、肘部（桡骨脱位损伤），以及腕部（手铐）。复发性髁上分支可能与肱骨外上髁炎或网球肘有关。如果仅有桡神经后骨间支受损，患者多主诉无力而没有感觉症状。前臂皮神经损伤或桡神经浅支损伤（例如，腕部撕裂伤或手表带过紧）可以引起桡神经支配区麻木和感觉异常（图 11.1），可伴或不伴疼痛。当疼痛出现，可能类似或与拇指腱鞘炎（Quervain 综合征）有关。

体格检查与桡神经或其分支支配区的感觉和（或）力量受损一致。为了进行全面的体格检查，了解桡神经解剖是非常重要的。通常最明显的查体异常为垂腕。

解剖

桡神经由臂丛后束分出（图 11.2），在上肢近端分出以下感觉支：

1. 臂后侧皮神经
2. 臂下外侧皮神经
3. 前臂后侧皮神经

在上肢近端，桡神经也分出运动支到肱三头肌及肘肌。桡神经在桡神经沟（最易受损部位）环绕肱骨，并发出运动支到肱桡肌、桡侧腕伸肌长头及旋后肌。在肱骨外上髁远端，桡神经分成后骨间神经（运动）及桡神经浅支（感觉）。桡神经浅支支配手背外侧感觉。后骨间神经在旋后肌腱弓下进入旋后肌（另一常见受压部位），并分出运动神经到腕、拇指及手指伸肌。

桡神经损伤可分为：

- 腋窝周围
- 桡神经沟相关
- 后骨间神经
- 桡神经浅支

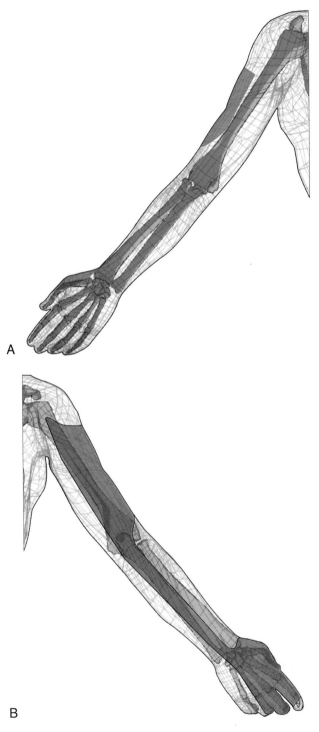

A

B

图 11.1　桡神经皮肤分布。掌侧（A）和背侧（B）

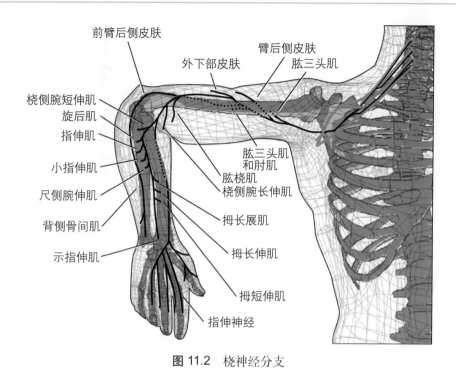

图 11.2 桡神经分支

所谓星期六晚间麻痹即当人们非常疲惫或喝醉时，手臂搭在椅背上或其他固定物上导致桡神经受压。当然，桡神经受损会有各种各样的原因（表 11.1）。

电诊断学检查

感觉神经传导检查

如果桡神经浅支受累，脱髓鞘损伤可出现末端潜伏期延长，而轴突损伤时，无论损伤部位在哪（只要位于背根神经节远端），将会出现感觉神经动作电位（SNAP）波幅下降。对于部分病例，SNAP 正常，但是患者临床上出现桡神经感觉异常，可能是由于检查时间过早（Wallerian 变性出现需要 4~7 天）；或由于损伤可能位于背根神经节近端（如根水平）；或是由于脱髓鞘病变（引起局部变慢或传导阻滞）可能位于刺激点近端。

表 11.1 ■ 桡神经病变常见病因

腋窝	上臂和桡神经沟	后骨间神经	桡神经浅支
受压（如拐杖）	受压（如肱骨外上髁炎、星期六晚间麻痹）	受压（如旋后肌腱弓或旋后肌）	受压（如手铐、投掷、手表）
肱骨骨折（近端）或肩关节脱位	肱骨骨折（中部）	桡骨骨折或脱位	静脉介入或医源性创伤（如注射引起的腱鞘炎）
良性或恶性肿瘤	良性或恶性肿瘤	良性或恶性肿瘤	良性或恶性肿瘤

运动神经传导检查

桡神经运动检查对诊断桡神经损伤非常有帮助。轴突损伤时，复合肌肉动作电位（CMAP）波幅会在 4~7 天后下降，可以与对侧（未受累侧）比较。有可能遇到这样的情况，即桡神经传导速度异常增快（如大于 75 m/s），但是此项检查的目的是寻找局部传导阻滞或波幅下降，此时主要看波幅远、近端变化。桡神经沟处脱髓鞘损伤，在肘部、前臂及远端记录 CMAP 正常，然而刺激桡神经沟近端可能发现明显的波形离散或波幅下降，或者曲线下面积减小（传导阻滞的证据）。

晚反应

晚反应对可疑桡神经病变无特异性。

肌电图

桡神经运动轴突损伤的肌电图将会出现特征性异常。它可以显示轴突损伤的一般改变（如自发电位、宽大的运动单位动作电位，以及在慢性病例中可能出现多相波增多）。由于示指伸肌是桡神经支配的最远端肌肉，所以经常首先检查该肌肉。如果异常，应该检查近端桡神经支配的肌肉。通过针极肌电图，桡神经可被由远及近地描述出来，直至正常肌肉。EMG 检查的关键是通过对解剖的了解，定位桡神经的损伤部位（图 11.2）。

表 11.2 是桡神经病变 NCV/EMG 特点的总结。还应该检查由 C7 而非桡神经支配的肌肉（如旋前圆肌或桡侧腕屈肌）。这些肌肉在桡神经损伤时正常，但是在 C7 神经根病变时可能异常。如果腋窝处桡神经损伤，肱三头肌可能出现异常，但是三角肌（由腋神经支配）正常。同样应该注意的是，旋后肌综合征的患者，旋后肌本身正常。这是由于桡神经支配旋后肌的分支位于肌肉近端，桡神经在旋后肌处的受压位于旋后肌接受神经支配之后。

小结

总之，桡神经病变的电诊断检查包括下述内容（由损伤部位和损伤类型决定）：

1. 桡神经 SNAP 波幅下降。
2. 桡神经 CMAP 波幅下降。
3. 通过受损节段时桡神经运动传导速度减慢（或末端潜伏期延长）。
4. 仅在通过受损节段时出现桡神经 CMAP 波幅下降（传导阻滞）。
5. 自发电位（损伤远端桡神经支配肌肉出现纤颤电位和正锐波）。
6. 募集异常。
7. 如果后骨间神经（运动支）受损，桡神经 CMAP 将会异常，但是桡神经

表 11.2 ■ 局部桡神经损伤的 EMG 检查和临床表现

部位	桡神经支配的上肢肌肉（由近端到远端）和临床体征	神经	拐杖麻痹（后束损伤）中肌肉神经源性损害和临床表现	星期六晚间麻痹（桡神经沟处受损）中肌肉神经源性损害和临床表现	骨间后神经综合征中肌肉神经源性损害及临床表现
肩	（三角肌）*	（腋神经）*	是		
	肱三头肌	桡神经	是	是	
上臂	肘肌	桡神经	是	是	
前臂	肱桡肌	桡神经	是	是	否
	桡侧腕伸肌	桡神经	是	是	否
	旋后肌	后骨间神经†	是	是	是
	尺侧腕伸肌	后骨间神经†	是	是	是
	指总伸肌	后骨间神经†	是	是	是
	小指伸肌	后骨间神经†	是	是	是
	拇长展肌	后骨间神经†	是	是	是
	拇长伸肌	后骨间神经†	是	是	是
	拇短伸肌	后骨间神经†	是	是	是
	示指伸肌	后骨间神经†	是	是	是
临床体征	远端桡神经感觉减弱		是	是	否
	肩外展力弱		是	否	否
	伸肘力弱		是	否	否
	伸腕力弱		是	是	由损伤部位决定
	伸 MCP 力弱		是	是	是
	伸 DIP/PIP 力弱		是	是	是
	前臂旋后力弱		是	是	由损伤部位决定

注：MCP：掌指关节；DIP：远端指间关节；PIP：近端指间关节。
* 三角肌，虽然不受桡神经支配，但是受腋神经支配，腋神经与桡神经一并起于后束。
† 后骨间神经是桡神经运动支

SNAP 应该正常（可见于旋后肌综合征）。

8. 如果桡神经浅支（纯感觉神经）受损，桡神经 SNAP 可能异常，但是桡神经 CMAP 应该正常。

（杨硕　译）

第 12 章

神经根病

Lyn D. Weiss

　　神经根病变是指特定的神经根损伤，通常是由神经根受压迫导致。本病仅次于腕管综合征（CTS），因此常推荐电诊断学检查。神经根病变的诊断基于患者的病史、体格检查和电诊断学检查。没有完整的病史和体格检查，电诊断学检查无法进行，因为前者对后者具有指导作用。影像学为补充检查手段。神经根病变是根据运动和感觉症状，和（或）与神经根支配区相一致的表现来诊断。对于具有清晰确切临床神经根表现的患者，并非一定需要电诊断学检查。

　　通常，在神经根病变或者疑似神经根病变的情况下，电诊断学检查对诊断和鉴别诊断，以及决定预后都很有帮助。尽管磁共振成像（MRI）可能有助于损害的解剖学定位，但却不能提供任何生理功能信息。一项针对无症状患者的研究中，27% 的患者 MRI 显示椎间盘突出 [1]。另一方面，尽管肌电图不能提供影像学上的解剖定位，但它能提供神经和肌肉的生理功能信息。此外，电诊断学检查可以排除易与神经根病变混淆的疾病，例如单神经病变、神经丛病变或多发性神经病变。因此，影像学检查（通常为 MRI ）和电诊断学检查对神经根病变的确诊都很有帮助。

临床表现

　　神经根病变患者经常主诉颈痛放射到手臂（颈神经根病变）或背部疼痛放射到腿部（腰骶神经根病变）。患者会表现出感觉神经根分布区域的麻木和刺痛，被称为皮节分布（图 18.2 ）。尽管胸部的神经根病变较罕见（低于 2% ），仍可出现神经根支配区放射痛和（或）麻木。此外，如果运动纤维受累，那么其支配的肌肉将出现力弱，被称为肌节分布（表 12.1 和表 12.2 ）。例如，一个右侧 L5 神经根病变的患者，可能主诉背部疼痛放射到右腿，右腿侧面至足背麻木，并伴有行走时足拍击（足下垂的表现）。典型的神经根病变常影响一侧肢体。若力弱呈对称性分布，则可能不是由神经根病变引起，应该考虑其他疾病。

　　体格检查中，右侧 L5 神经根病变的患者可能腱反射正常，右腿侧面和右足背部的感觉减退，以及踝关节背屈力弱。需要注意的是并非所有患者都有相同的症状。此外，皮节和肌节的分布可能存在个体差异。神经根病变可能主要影响感觉纤维、运动纤维或同时影响两者。以下体格检查结果可以提示神经根病变：

表 12.1 ■ 临床表现——颈神经根病变[2]

神经根	肌肉群	临床体征
C5	菱形肌（肩胛背神经） 冈上肌 / 冈下肌（肩胛上神经） 三角肌 / 小圆肌（腋神经） 肱二头肌 / 肱肌（肌皮神经）	1. 颈部牵拉 / 压缩试验阳性 2. 肱二头肌腱反射减弱 / 消失 3. 臂外侧感觉减弱 / 消失（腋神经） 4. 肩外展力弱
C6	桡侧腕长 / 短伸肌（桡神经） 旋前圆肌 / 桡侧腕屈肌（正中神经） 三角肌 / 小圆肌（腋神经）	1. 肱二头肌反射减弱 / 消失 2. 前臂外侧感觉减弱 / 消失（肌皮神经） 3. 伸腕力弱
C7	肱三头肌 / 指总伸肌 / 示指固有伸肌 　（桡神经） 桡侧腕屈肌（正中神经） 尺侧腕屈肌（尺神经）	1. 肱三头肌反射减弱 / 消失 2. 中指感觉减弱 / 消失 3. 屈腕力弱
C8	尺侧腕屈肌（尺神经） 拇长屈肌 / 指浅屈肌（正中神经） 指深屈肌（正中神经或尺神经） 示指固有伸肌 / 拇短伸肌（桡神经） 第一背侧骨间肌（尺神经）	1. 环指和小指及前臂远端尺侧感觉减弱 / 消失 　（尺神经） 2. 屈指力弱 3. 固有肌力弱和萎缩
T1	拇短展肌（正中神经） 小指展肌 / 背侧骨间肌（尺神经）	1. 臂和前臂上半部分内侧感觉减弱 / 消失（臂内 　侧皮神经） 2. 指外展 / 内收力弱

- 腱反射减弱（S1 神经根病时踝反射减弱）
- 神经根所支配的肌肉出现力弱（因为大多数肌肉被多个神经根支配，所以不明显）
- 皮节分布区的感觉异常

　　由于体格检查有很多局限性，因此肌电图成为诊断神经根病变的必要辅助检查。一些轻度力弱患者，临床肌力检查时容易漏诊。如果患者比检查者强壮，那么上肢的轻微力弱可能不明显。这种检查不是定量的，例如肱二头肌 10 磅力量的丢失可能察觉不到。下肢肌肉如股四头肌，可以承载的力量超过人体体重，所以只有当肌肉出现严重力弱时才能被发觉。在很多临床漏诊的力弱病例中，肌电图检测为阳性。例如，脊髓运动轴突损失 10%，这种力弱在体格检查中可能不易发觉，然而肌电图却能灵敏地检测到这种异常。

解剖

　　神经根病变的电诊断学评价需要对脊髓解剖学有全面的了解。脊髓通过前根和后根发出 31 对脊神经。脊神经是感觉神经和运动神经的混合，由前根和后根在椎间孔处汇合而成（图 1.1）。

表 12.2 ■ 临床表现——腰骶神经根病变[2]

神经根	肌肉	临床体征
L2, L3, L4*	髂肌 / 股内侧肌（股神经）L2 ~ L3	股部疼痛
	长收肌 / 股薄肌（闭孔神经）L2 ~ L4	髋部屈曲、内收力弱
(L4)	股外侧肌、股直肌	膝反射减弱 / 消失 †
	胫骨前肌（腓深神经）L4 ~ L5	腿内侧疼痛
	股内侧肌和股外侧肌（L2 ~ L4）	伸膝力弱
L5	臀中肌 / 阔筋膜张肌（臀上神经 L4 ~ S2，后支）	腿外侧和足背部疼痛或感觉异常
	蹚长屈肌 / 趾长屈肌 / 腓肠肌外侧头 / 胫骨后肌（胫神经，L5 ~ S2）/ 胫骨前肌	踝背曲力弱
	蹚长伸肌 / 趾长伸肌（腓深神经，L5）	
S1‡	腓肠肌内侧头 / 比目鱼肌 / 蹚短屈肌（胫神经，L5 ~ S2)	踝反射减弱 / 消失
	腓骨长肌、腓骨短肌（腓浅神经，L5, S1）/ 阔筋膜张肌 / 臀大肌（臀上神经 / 臀下神经 L4 ~ S1/ L5 ~ S2）	足外侧缘疼痛或感觉异常
	蹚长伸肌 / 趾伸肌（腓深神经，L4 ~ S1）	足跖屈和伸趾力弱

* L2、L3、L4 神经根损伤最好一同考虑，因为它们的肌节具有广泛重叠，难以区分其中一支的单独损伤。L2 或 L3 神经根病变的诊断十分困难。L2 和 L3 的肌节有局限的肢体表现，其肌节支配的所有肌肉均分布在下肢近端，这些肌肉的神经再支配恢复较远端肌肉早。目前还没有可靠的感觉 NCS 可用于评估 L2 ~ L4 神经纤维。在 L4 神经根病变时，胫骨前肌会发生类似的改变，但没有表现并不能排除神经根病变。
† 膝反射是深部腱反射，由 L2、L3、L4 神经根介导产生，但最主要的是 L4。在临床应用中，膝反射被认为是 L4 反射。然而，即使 L4 被完全切断，膝反射仍存在，但会明显减弱。
‡ H- 反射有助于 L5 和 S1 神经根病变的诊断和鉴别

- 前根是由脊髓腹侧灰质内前角细胞胞体发出的轴突组成。前根从运动神经元发出，其轴突终止于神经肌肉接头。
- 后根是由脊髓外椎间孔处背根神经节内细胞体发出的轴突组成，属感觉神经。

感觉神经纤维细胞体分布在脊髓外，相反，运动神经纤维细胞体分布在脊髓内。在神经根病变时，由于损伤多位于背根神经节近端，所以感觉神经细胞体及分支通常是正常连续的。尽管临床可能有感觉症状，但是电诊断学检查中感觉神经动作电位（SNAP）不会受到影响（图 1.1）。

单个脊髓前根支配的所有肌肉称为肌节，单个神经根的感觉分布区域称为皮节。除菱形肌主要由 C5 神经根支配外，几乎所有肌肉都是由多个神经根支配，因此参与不同肌节的组成。当进行体格检查时，一定要考虑到皮节（单个后根支配的皮肤区域）也有重叠现象。

电诊断学检查

感觉神经传导检查

疼痛、麻木以及刺痛是神经根病变患者的常见主诉，然而大部分神经根病变，

SNAP 的潜伏期及波幅均应该是正常的。潜伏期取决于最快纤维的传导速度，波幅取决于激活纤维的数量。轴突的髓鞘受损将导致传导速度减慢或传导阻滞，如果受损部位位于刺激电极与记录电极之间，神经检测异常将十分明显。

在神经根病变中，脱髓鞘损伤均位于刺激点近端，所以不会出现传导速度减慢。这意味着感觉神经传导检查基本应该正常，除非更改诊断或并存其他病变（如腕管综合征）。当轴突损伤时，轴突远端与细胞体不连续，将出现轴突逆行性坏死——这一过程称为 Wallerian 变性。在神经根病变中，背侧（感觉）纤维的所有损伤通常发生于背根神经节近端。所以，轴突仍与细胞体相连。即使在引起感觉缺失的严重病变，感觉神经检测仍为正常。如果发现 SNAP 异常，排除背根神经节远端的病变是非常重要的，例如臂丛病变、卡压性神经病或周围神经病。应该注意的是，仅影响感觉纤维的神经根病变，其电诊断学检查应该正常。

运动神经传导检查

复合肌肉动作电位（CMAP）的波幅反映刺激后激活运动纤维的实际数量。潜伏期代表远端最快纤维传导速度。通常，单神经根病变的病例，感觉和运动 NCS 均为正常。然而，严重根性损伤（在脊髓前角细胞远端），轴突损伤可以导致损伤远端 Wallerian 变性。因此 CMAP 波幅可能受到影响（下降）。

但是，即使存在导致轴突变性的损伤，CMAP 波幅也可能表现正常，这是由于肌肉接受多个神经根及运动单位支配。根性损伤影响的神经纤维可能并不单独支配被检肌肉，或者来自其他神经根的纤维发挥更重要的作用，因此波幅不会明显改变。例如，C8 神经根受损，拇短展肌（APB）记录 CMAP 波幅通常不会受到影响。APB 除了接受来自 C8 的纤维支配，也接受 T1 的支配。只有 C8 或 T1 出现完全（或近完全）损伤时，波幅才会较未受损侧明显下降。由于损伤位于刺激的近端，所以在运动神经检查中不会出现传导减慢或阻滞。

从上述讨论可以明显看出，运动及感觉神经检测在神经根病变中的应用均具有局限性。当出现异常时，可能主要表现在运动神经[复合肌肉动作电位（CMAP）]波幅上。末端潜伏期延长，传导减慢或阻滞，或是 SNAP 波幅下降，提示需要更改诊断。实际上，神经传导检查对神经根病变的主要价值是排除周围神经病或卡压性病变等其他诊断。

晚反应

H- 反射是包含运动神经及感觉神经的单突触或寡突触脊髓反射。它检测的神经通路与踝反射弧通路是相同的。事实上，当踝反射存在时，很少不引出 H- 反射。一旦出现这种情况，需要考虑技术因素。理论上，它是评价神经根病变的敏感方法，因为它可以协助评估近端损伤，它在神经根病变早期出现异常，它包含背根神经节近端感觉纤维功能。H- 反射最初用于评价 S1 纤维的传入及传出。临床上，由于肌节重叠导致 L5 与 S1 神经根病变的针极 EMG 表现相似，因此，H- 反射是鉴别 L5 与

S1 神经根病变最有价值的方法。

在评价 S1 神经根病变时，H- 反射潜伏期在腓肠肌 - 比目鱼肌群处记录，在腘窝处刺激胫神经（图 12.1）。阴极位于阳极近端，给予次强刺激可以引出 H- 反射。在出现 H- 波最大波幅后继续增加刺激强度，可见 H- 波波幅逐渐下降，并出现 M- 波波幅逐渐增加。超强刺激下，H 反射消失。

虽然 H- 反射比较敏感，但是其有以下不足：①部分患者存在 S1 神经根病变，但是 H- 反射正常。② H- 反射异常对神经根病变仅是提示性作用，而非确定性的，因为异常可能来源于长通路中的其他部分，譬如周围神经、神经丛、脊髓。③一旦 H- 反射出现异常，一般很难随着时间逐渐恢复。④ 60 岁以上的正常个体经常会出现 H- 反射消失。H- 反射是一项敏感但不特异的病变指标。H- 反射潜伏期与患者年龄及小腿长度相关（表 4.1）。双侧波幅（一侧腿与另一侧腿比较）差异为 60% 或更高亦可提示病变。通常情况下，腓肠肌 - 比目鱼肌 H- 反射潜伏期侧间差大于 1.5 ms 对诊断 S1 神经根病变有意义。

H- 反射也可在上肢进行，通过刺激肘部正中神经，在桡侧腕屈肌（FCR）处记录。临床上，关于 FCR H- 反射在神经根病变（C6 或 C7）的应用尚未建立。

F- 波为低波幅晚反应，原因在于刺激周围神经，首先逆向激活运动神经元（前角细胞），然后冲动回传至该运动神经元的轴突。一些电生理学家称之为轴突逆传。之所以称为 F- 波，是因为其最先在足部肌肉处被记录出来。F- 波波幅低，形态多变，潜伏期多变。一般 F- 波波幅约为正常顺行传导所产生运动反应（M- 反应）波幅的 1%。

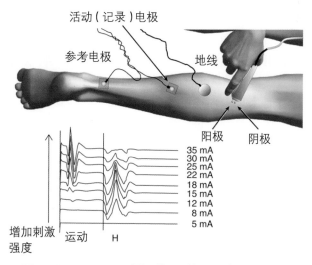

图 12.1 通过 H- 反射评估 S1 神经根病变

F- 波可在上肢及下肢的很多肌肉上引出。但是，F- 波并没有像原本预期的一样成为神经根病变中有价值的检测方法，原因如下：

1. 传导通路仅涉及运动神经纤维。
2. 与 H- 反射相似，由于传导通路较长，所以通路其他部位损伤可能对其造成混淆。
3. 当 F- 波检测出现异常，很难精确定位病变部位，因为从前角细胞到肌肉之间的任何部位损伤均可影响 F- 波。
4. 由于肌肉受多重神经根支配，最短潜伏期可能反映的是未受影响神经根的正常纤维。
5. F- 波波幅及潜伏期多变，所以需要多次刺激以获得最短潜伏期。

F- 波既不敏感也不特异，因此，对评价神经根病变的价值十分有限 [3]，不能仅依靠此项检测进行诊断。表 4.2 为 H- 反射及 F- 波的比较。

肌电图

肌电图（EMG）检测是定位神经根病变及提示预后最有价值的诊断方法。神经根病变导致轴突损伤时，将会出现 Wallerian 变性。受这些神经纤维支配的肌纤维将会出现自发电活动。自发电活动的形式为纤颤电位和（或）正锐波，起初出现于近端肌肉，随着时间进展向远端延伸。

自发电活动的出现是急性轴突损伤最客观的证据。轴突再生及轴突侧支形成时，运动单位动作电位（MUAP）表现异常，例如高波幅、长时限或多相波增多将会出现于受累肌肉。如果见到募集减少，可能是典型的神经源性病变，表现为高频时（大于20 Hz）仅少量的运动单位被激活，如前文第 5 章 "肌电图学" 所述。

EMG 自发电活动首先出现于近端脊旁肌，通常在受压后 5 ~ 7 天出现。大部分肢体肌肉在 3 周内出现自发电活动，但肢体远端肌肉需要 5 ~ 6 周。同样，神经再生也是按由近至远的顺序。需要牢记的是，针极 EMG 仅可评估运动纤维轴突损伤。

检测肌肉的选择非常重要。针极 EMG 应足够详细到鉴别根、丛及周围神经病变的水平。脊旁肌用于提示根水平的损伤，与源于周围神经的损伤截然不同。但是，由于脊旁肌的重叠支配，在不伴有肢体肌肉出现相应异常时不能贸然判断损伤的具体水平。体格检查时出现力弱或腱反射异常的肌肉应该进行检测，以使检测获益率最大化。实际上，体格检查是进行电诊断学检查的基础。没有充足的病史及体格检查，电诊断学检查的获益率会明显降低。逐块检查所有可能的肌肉，不仅没有充足的时间，而且会给患者带来痛苦。所以检查需要根据临床情况量体裁衣。

为了明确诊断神经根病变，需要一块脊旁肌及两块来源于不同周围神经但属同一根水平的肌肉具有阳性表现。如果仅部分（不完全）符合诊断标准，神经根病变的诊断仅为提示性的（表 12.3）。尤为重要的是要注意，如果患者仅存在感觉受累，NCS/EMG 检查可能完全正常。记住，SNAP 不会受到影响，EMG 仅评估运动纤维。对这些病例，行 EMG 检查可以排除引起患者症状的其他原因。当检测正常时，报告

表 12.3 ■ 颈神经根或腰骶神经根病诊断的可信度水平

EMG 诊断	低度提示	中度提示	高度提示 / 确诊
神经源性改变	脊旁肌或一块神经根支配的肌肉出现早期改变，不伴有运动 / 感觉 NCS 改变	脊旁肌和两块或多块同一神经根支配的肌肉出现早期改变，不伴有运动 / 感觉 NCS 改变 脊旁肌或任何一块神经根支配的肌肉出现急性失神经支配和（或）慢性改变	来源于两个不同周围神经但是属于同一肌节的两块肌肉出现急性失神经支配和（或）慢性改变，并脊旁肌受累

需要详细说明，不能排除神经根病变，可能需要采取其他诊断性检查。

小结

综上所述，神经根病变的电诊断学表现包括：

1. SNAP 波幅及传导速度正常。
2. CMAP 潜伏期、波幅及传导速度正常（主要的）。
3. 脊旁肌及两块来源于不同周围神经但属同一神经根水平的肌肉出现自发电活动（纤颤电位和正锐波）。

表 12.1 和表 12.2 为神经根病变临床表现的总结。

（杨硕　潘华　译）

参考文献

1. Jensen MC, Brant-Zawadzki MD, Obuchowski N, Modic MT, Malkasian D, Ross JS. Magnetic resonance imaging of the lumbar spine in people without back pain. N Engl J Med 1994; 331 : 69 – 73.
2. Wilbourn AJ . AAEM minimonograph #32: The electrodiagnostic examination in patients with radiculopathies . Muscle Nerve 1998 ; 21 : 1612 – 31 .
3. Lin C-H , Tsai Y-H , Chang C-H , et al. The comparison of multiple F-wave variable studies and magnetic resonance imaging examinations in the assessment of cervical radiculopathy . Am J Phys Med Rehabil 2013; 92 (9): 737– 45 .

第 13 章

椎管狭窄

Lyn D. Weiss

椎管狭窄指椎管容积变小及硬膜囊本身的狭窄，可影响脊髓的任何水平：脊髓、马尾和（或）神经根结构均可受累。

临床表现

颈部椎管狭窄患者通常主诉背部或颈部疼痛，并放射至一侧或双侧肢体。腰椎管狭窄常见臀部、大腿钝痛，典型者坐位时缓解，因坐位时脊柱呈屈曲状态，椎管直径增大，神经受压症状缓解，这种现象称为"神经源性间歇性跛行"。（与此不同，血管性跛行患者必须驻足休息以缓解症状，与脊柱屈曲无关。）

解剖

椎管前后径≥13 mm，如椎管直径 10 ~ 13 mm，称为相对狭窄，＜10 mm 称为绝对狭窄。

椎管狭窄病因有先天性和获得性两种，包括脊椎前移、椎管内或周围软组织增生、椎间关节增生肥大、椎间盘突出或黄韧带肥厚 / 松弛。

电诊断学检查

椎管狭窄诊断主要依赖病史、体格检查及影像学检查。电诊断检查无特异性，主要用于排除诊断，包括神经根病变、周围神经病、卡压性神经病。

感觉神经传导检查

椎管狭窄患者感觉神经传导速度及波幅通常正常，因为感觉根（背根）神经节位于椎管外，通常不受累。

运动神经传导检查

运动末端潜伏期正常，因为周围神经没有受影响。复合肌肉动作电位（CMAP）

传导速度、波幅通常正常。当疾病进展导致轴突明显损伤，并且运动神经元轴突侧支芽生与轴突损伤不同步时，出现 CMAP 波幅降低。

晚反应

当 S1 神经根受累时，双侧 H 反射潜伏期延长或波形消失。F 波检查结果无特异性，对该病评价无帮助。

肌电图

当神经受压明显时，针极肌电图出现双侧多水平异常。急性受压时表现为纤颤电位、正锐波。慢性受压时运动单位动作电位波幅增大、多相波增多、时限延长。需要注意的是，检查时应选取双侧多水平脊旁肌、双侧肢体多肌节水平，以提高检查准确性。

小结

与神经根病变相似，该病感觉和运动神经传导检查（NCS）通常正常。除非出现严重轴突损伤时，CMAP 波幅减低。

椎管狭窄的典型电生理检查表现包括：

1. 感觉神经动作电位（SNAP）波幅、传导速度正常。

2. CMAP 潜伏期、波幅、传导速度正常。

3. EMG 双侧多水平神经根性损伤。

（董培　译）

参考文献

1. Isaac Z , Lopez E . Lumbar spinal stenosis . In : Frontera W , Silver J , Rizzo T , editors . Essentials of Physical Medicine and Rehabilitation . 3rd ed . Philadelphia : Elsevier ; 2015 . p. 257 – 63.

第 14 章

腓神经病

Julie K. Silver

临床表现

　　腓神经病是下肢最常见的单神经病，常见病因有压迫、卡压、缺血或直接外伤。腓神经在英文中，传统上被写为 peroneal nerve，因为腓骨的另一个英文名字是 perone。然而，最新修订的解剖术语建议腓神经使用 fibular nerve，这有助于避免与有类似英文发音的神经——会阴神经 perineal nerve 相混淆。

　　腓神经最可能的受压位置在腓骨颈（又称小头），腓神经在该处位置表浅（图 14.1）。患者典型症状表现为足下垂，通常是急性的，但亦可是缓慢进展的。可能近期有摔倒或易绊倒病史。小腿下外侧及足背皮肤可能存在感觉异常和麻木，通常无疼痛。

　　完整的病史有助于确定导致该症状的原因（例如，石膏绷带过紧、习惯性双腿交叉、支架不合适、需要蹲下作业的职业如木匠等）。腓神经病很容易与腰神经根病（通常是 L5）、坐骨神经病或腰骶神经丛病相混淆。电诊断学检查可确定损伤的位置和程度。

　　腓神经病时，腓深、腓浅神经通常均受累。如果只有一个分支受影响，腓深神经病变比腓浅神经病变更常见。体征根据受累神经的不同（图 14.2）有所不同。因为腓深神经支配第一背侧趾间的感觉，评估这个区域的感觉障碍有助于定位病灶。踝关节背屈和踇趾伸展力弱通常是最突出的症状。当患者行走时，可能会出现脚掌拍打地面或跨阈步态。腱反射通常是正常的。腓骨小头处 Tinel 征阳性。

解剖

　　通常情况下，腓总神经起自 L4～S1 神经根，通过腰骶神经丛后进入坐骨神经。离开坐骨神经后的纤维，最终形成腓神经。之后腓神经分开走行，在远端形成胫神经（通常在腘窝上方分离）。

　　坐骨神经的腓神经支支配股二头肌的短头。这对于电诊断很重要。因为股二头肌是腓神经在膝关节近端支配的唯一肌肉。腓神经在腓骨小头处损伤，股二头肌短头应不受影响。

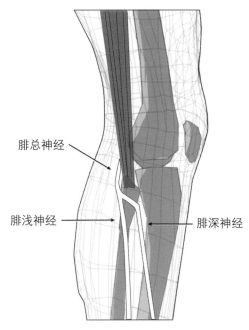

腓总神经

腓浅神经

腓深神经

图 14.1　腓神经

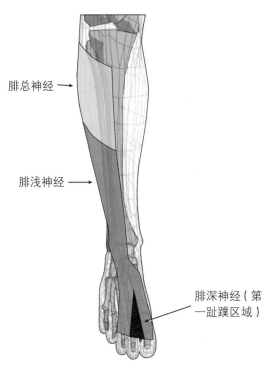

腓总神经

腓浅神经

腓深神经（第
一趾蹼区域）

图 14.2　腓神经感觉支配区域

腓神经发出感觉分支，分布在膝盖外侧表面（膝外侧皮神经），然后绕腓骨小头进入腓骨长肌和腓骨之间的腓神经管，而后再分为浅支和深支。腓浅神经支配腓骨长肌和腓骨短肌，感觉终末支分布在小腿外侧、足及趾的背侧。有 15% ~ 25% 的人，腓浅神经发出腓副神经，这为趾短伸肌提供了一种异常的神经支配（见第 8 章 "易犯的错误"）。

腓深神经（又称胫前神经）支配胫骨前肌、趾长伸肌、姆长伸肌、第三腓骨肌和趾短伸肌。感觉终末分支支配第一背侧趾间的皮肤。

电诊断学检查

感觉神经传导检查

腓浅神经感觉支的检查与腓肠神经的检查相比，没有太大的技术难度，但通常不进行检查。然而，当腓神经病变时，进行这项检查则是很重要的。轴突病变或轴突和脱髓鞘混合性损害时，腓浅神经 SNAP 波幅可以下降或消失。而腓骨颈处单纯的脱髓鞘病变，远端腓浅神经感觉反应是正常的。

运动神经传导检查

脱髓鞘病变，跨腓骨小头的腓神经运动传导研究中，可以发现局灶速度减慢或传导阻滞。近端传导速度较远端传导速度下降大于 10 m/s，提示局灶性速度减慢。腓神经近端复合肌肉动作电位（CMAP）波幅较远端下降超过 20% 表明有传导阻滞存在。

如果轴突病变明显，那么腓神经 CMAP 波幅将在所有刺激位点处下降（如踝关节、腓骨头下和腘窝外侧），因为支配远端肌肉（趾短伸肌）的神经发生华勒变性。运动神经传导速度和远端潜伏期可能会轻度下降或正常，这取决于传导最快的轴突是否已丧失。同一个患者，常常会发生脱髓鞘合并轴突损害。

趾短伸肌（EDB）通常是运动传导检查的记录点。然而，非病理性原因（例如，由于穿太紧的鞋子）造成 EDB 萎缩时，该肌肉不应作为记录点。因此，尽管 EDB 是常用的记录位点，但是也可选择胫骨前肌 (TA) 进行记录。如果选择 EDB 记录，未显示局灶性速度减慢或传导阻滞，接下来可考虑将记录电极放置在胫骨前肌重复检测，可能获取异常结果。当然，如果发现问题，可以与对侧比较。

如果 EDB 近端波幅大于远端波幅，应考虑腓副神经存在。在这种情况下，刺激外踝后方，EDB 可记录到 CMAP 波幅（见第 8 章 "易犯的错误"）。

晚反应

腓骨小头处的腓神经病，患侧 F 波可能延长或引不出。健侧 F 波正常。踝关节处刺激引出的 F 波较腘窝处引出的 F 波减慢明显。这是因为踝关节刺激时，F 反应穿越减慢区域 2 次，而在腘窝刺激仅跨越 1 次。然而必须记住，这些反应是非特异性的，

表 14.1 ■ 局灶腓神经损伤所累及的肌肉

部位	下肢受腓神经支配的肌肉（由近端到远端）	神经	腓骨小头上腓神经损伤/臀部坐骨神经损伤所致肌肉神经源性改变	腓骨小头处腓神经损伤所致肌肉神经源性改变	腓深神经病变所致肌肉神经源性改变	腓浅神经病变所致肌肉神经源性改变
大腿	股二头肌（短头）	SN-F	√			
小腿	趾长伸肌	DF	√	√	√	
	胫骨前肌	DF	√	√	√	
	踇长伸肌	DF	√	√	√	
	第三腓骨肌	DF	√	√	√	
	趾短伸肌	DF	√	√	√	
	腓骨长肌	SF	√	√		√
	腓骨短肌	SF	√	√		√
临床症状	足下垂，足背屈无力，高抬腿步态		有	有	有	无
	足外翻无力		有	有	无	有
	疼痛，感觉丧失或麻木		小腿前外侧向上到腘窝外侧和（或）足背面*	小腿前外侧和足背面†	第一和第二足趾之间很小的范围‡	除第一和第二足趾之间区域外，足背面大部分区域†
	Tinel 征可能存在		无	腓骨小头	无	无

注：DF = 腓深神经；SF = 腓浅神经；SN-F = 坐骨神经 - 腓神经分支

* 小腿外侧的外侧皮神经

† 腓浅神经的外侧和内侧末端分支

‡ DF 终末分支

Adapted from Leis AA. Atlas of Electromyography. Oxford: Oxford University Press; 2000. pp. 135–145.
Dumitru D, Amato AA, Zwarts M, eds. Electrodiagnostic Medicine. 2nd ed. Philadelphia: Hanley & Belfus; 2002. pp. 898–905.

不能被用来诊断腓神经病。H 反射通常被用来排除其他鉴别诊断。腓神经病变时 H 反射应该是正常的，因为腓神经不参与 H 反射。

肌电图

明显轴突断伤导致腓神经轴突损伤时，EMG 检查异常。常常在受损腓神经支配的远端肌肉上发现自发电位——正锐波（PSW）和纤颤电位（Fib），运动单位动作电位（MUAP）募集减少。慢性轴突损伤，会有 MUAP 募集减少的表现，MUAP 在形态学上，表现为长时限、高波幅和多位相。以脱髓鞘为主的损伤中，仅有 MUAP 募集减少（发放频率正常），MUAP 形态学正常。EMG 的重要之处在于除外其他神经损伤。因此常常测试下肢近端肌肉和脊旁肌（以排除神经根病变），胫神经支配的膝关节以下的肌肉是作为鉴别诊断需要检查的肌肉。需要注意的是除了腓神经支配股二头肌短头外，胫神经支配腘绳肌，这一点很重要。

股二头肌短头对于区别腓骨头处的腓神经损伤与主要累及腓神经的坐骨神经损伤有很大帮助。根据坐骨神经的解剖（如前所述），腓神经比胫神经更易受损伤（尤其在坐骨切迹和臀部区域）。举个例子，判断损伤可能在臀部还是腓骨头处（如创伤、臀部手术后的足下垂），股二头肌短头针极肌电图的检测是至关重要的

小结

腓骨颈处腓神经病变典型的电诊断学检查结果可能包括：

1. 与对侧比较，患侧腓神经 CMAP 波幅降低。

2. 在腓骨颈处，腓神经运动传导阻滞或局灶性减慢。

3. 腓浅神经的 SNAP 波幅降低。

4. 患侧腓神经 F 波潜伏期延长或引不出。

5. 腓肠感觉神经、胫神经运动和 H- 反射正常。

6. 腓深、腓浅神经支配的肌肉可见自发电位和（或）神经再支配的 EMG 证据。

7. 股二头肌短头、脊旁肌和胫神经支配的肌肉 EMG 检查正常。

腓神经病的电诊断学检查结果汇总见表 14.1。

（王颖　译）

第 15 章

跗管综合征

Julie K. Silver ■ Jay M. Weiss

临床表现

经典的或近端跗管综合征（tarsal tunnel syndrome，TTS）是胫神经嵌压性神经病，是由胫神经在内踝后方、屈肌支持带下方受压导致。而远端跗管综合征累及胫神经的终末分支。在远端跗管综合征中，最常受累的神经是足底外侧神经，但足底内侧神经和足跟内侧支也经常受累。

跗管综合征与其他神经病变（如腕管综合征或腓神经病）相比，没有那么常见，因此往往更难诊断。这种神经病变几乎均为单侧。可能导致跗管综合征的病因包括创伤、占位性病变、生物力学问题引起的关节畸形和系统性疾病。某些情况下是特发性的。

跗管综合征患者普遍主诉踝周（特别是内侧）疼痛，触诊可诱发或加重，足底感觉异常通常伴有麻木。足部力弱则少见。当以足跟痛为首发症状时，跗管综合征常被忽略，因为跟下神经（足底外侧神经的第一个分支）在支配小趾展肌之前，支配足跟前部的感觉。

体格检查在内踝处胫神经 Tinel 征可能阳性（图 15.1）。足跖面的感觉检查可能是异常的。由于受累神经支配的各个肌肉临床很难分别检查，故而无法充分评价轻微力弱。

解剖

跗管综合征包括胫神经或其任一分支受压，常见部位在内踝屈肌支持带下。除了胫神经，胫动脉、𧿹长屈肌、趾长屈肌及胫后肌肌腱均通过跗管（图 15.2）。虽然存在变异性，但一般胫神经有四个终末分支。

跟骨内侧神经的分支在近端进入跗管，它是单纯的感觉分支，分布在内踝和足跟。剩下的神经发出内侧和外侧足底神经。外侧足底神经的第一支（也叫跟下神经或在一些文章中被称为 Baxter 神经）负责跟骨前部感觉，并支配小趾展肌。

两足底神经支配足内在肌。足底内侧神经负责前三个脚趾和第四个脚趾内侧半感觉，而足底外侧神经负责第四趾外侧和整个第五趾感觉。可以将足底内侧和足底外侧神经比作足部的正中神经和尺神经，这样便于记忆。足底内侧神经类似于正中神经，

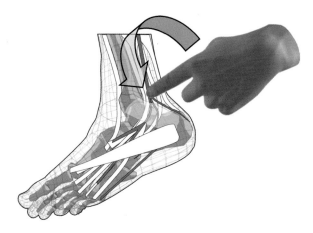

图 15.1　胫神经的 Tinel 征

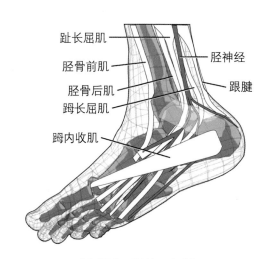

趾长屈肌

胫骨前肌

胫骨后肌

姆长屈肌

姆内收肌

胫神经

跟腱

图 15.2　胫神经解剖

一般负责前三趾和第四趾内侧半感觉，足底外侧神经负责第五趾和第四趾外侧半的感觉（类似于手部的尺神经）。进一步类比，足底内侧神经支配姆展肌，而大部分足内部固有肌（包括骨间肌）是由足底外侧神经支配。

电诊断学检查

感觉神经传导检查

　　跗管综合征，足底内、外侧感觉神经动作电位（SNAP）可能受累或缺失。然而，对此应谨慎解释，因为单纯的 SNAP 在足部很难获得，经常需要平均技术才可能获得。此外，足部对温度变化非常敏感。重要的是要注意，即便在正常人，内、外侧的足底感觉神经往往难以检测到。一般来说，TTS 患者单纯的感觉检查用处有限，常被混合神经研究替代。

表 15.1 ■ 局灶胫神经损伤的 EMG 和临床表现

部位	胫神经支配的肌肉和临床表现	受累神经	膝部以上胫神经损伤的神经源性改变及临床表现	跗管综合征的肌肉神经源性改变及临床表现*
小腿	腓肠肌	胫神经		
	腘肌	胫神经	✓	
	比目鱼肌	胫神经	✓	
	胫骨后肌	胫神经	✓	
	踇长屈肌	胫神经	✓	
	趾长屈肌	胫神经	✓	
足	小趾外展肌	足底外侧神经	✓	✓
	踇方肌	足底外侧神经	✓	✓
	小趾屈肌	足底外侧神经	✓	✓
	背侧骨间肌	足底外侧神经	✓	✓
	足底骨间肌	足底外侧神经	✓	✓
	踇内收肌	足底外侧神经	✓	✓
	蚓状肌	足底内侧神经	✓	✓
	踇外展肌	足底内侧神经	✓	✓
	趾短屈肌	足底内侧神经	✓	✓
临床表现	夜间发生的感觉异常		多变	常见
	足底烧灼样感觉		多变	常见
	跗管上 Tinel 征		无	常见
	踝屈不能		多变	无
	足跖面感觉减退		常见	常见

*跗管综合征是由于胫神经或其分支在跗管内受压导致

运动神经传导检查

　　跗管综合征，随着混合神经的检查，运动神经传导检查是最常见和重要的部分。如果跗管综合征出现脱髓鞘，足底内侧神经（到踇展肌）或足底外侧神经（到小趾展肌）或两者的远端潜伏期均延长。由于运动神经潜伏期较感觉神经潜伏期不易受温度影响，因此可以比较内侧和外侧的潜伏期，并将两者与对侧（正常侧）相比较。如果轴突损害明显，复合肌肉动作电位（CMAP）波幅将下降，远端潜伏期将正常或轻度延长。

　　TTS 的运动神经检查应该包括所要评估的足底内、外侧分支。只检查胫神经支配的踇展肌类似于仅研究手部正中神经来排除可能的尺神经病变，这是不够的。

混合神经传导检查

　　研究混合神经通常是顺向（以感觉纤维传导方向）且在足底面刺激，在内踝后方胫神经处记录。这些反应都较小，在检查患侧之前，先要检测未受影响一侧。内侧和外侧足底混合神经的研究应该作为 TTS 研究的一部分。

　　混合神经的检查增加了 TTS（跗管综合征）电诊断学的敏感性。

晚反应

　　F 波可能异常但是无特异性，在跗管综合征不作为常规检查。H 反射在跗管综合征是正常的。

肌电图

　　足部的针极 EMG 通常是相对困难的，部分原因是因为患者很难耐受（由于疼痛）。此外，许多患者特定的肌肉也很难激活。在许多医学文章中讨论是否健康人无神经损伤时，足部肌肉也存在自发电位，以及长时限和波幅增大的运动单位动作电位（MUAP）。一些学者认为，足部肌肉（足底内侧和外侧神经支配）的针极 EMG 是 TTS 电生理评估的一个重要组成部分。建议在跗管水平上方和下方对胫神经所支配的肌肉进行 EMG 检查，并检查腓神经支配的肌肉以进行鉴别诊断。如果有阳性发现，还需排除正常变异的可能性。

小结

　　跗管综合征进行电诊断学检查的结果可能包括：

1. 足底内侧和（或）外侧神经的混合神经反应延长或波幅下降。

2. 足底内侧或外侧运动神经末端潜伏期延长。

3. 足底内侧或外侧运动神经的波幅下降。

4. 足底内侧或外侧神经所支配的肌肉有自发电活动（纤颤电位和正锐波）。

跗管综合征的 NCS/EMG 结果总结见表 15.1。

（王颖　译）

第 16 章

多发性周围神经病

Lyn D.Weiss

周围神经病是指周围神经出现较为广泛的功能异常。这组疾病包括了各种损害周围神经系统的常见病因所致的疾病。电诊断学检测能确定周围多发性神经病是否存在、它的严重性、受损神经的分布以及病理特点。基于神经病变的特点（例如，轴突损害还是脱髓鞘，感觉受累为主还是运动受累为主），电生理医师可以直接写在报告中，用以提示临床医师该周围神经病变可能的病因（表 16.1）。

临床表现

多发性周围神经病的症状通常从足部开始，表现为麻木、疼痛和（或）感觉异常。当病情进展时，患者可能会有无力感或出现经常摔倒的情况。当病变累及手部神经时，日常生活可能受到影响，除行走困难外，患者扣扣儿、打电话、写信或做其他日常生活中的事情也出现困难。周围神经病通常见于糖尿病患者和酗酒者，还有其他很多内科疾病也与多发性周围神经病相关。详细的病史询问包括家族成员是否有类似症状，如果有，不应忽视遗传性周围神经病变。

从查体上看，患者可能某些体征具有特异性，与某些神经病的特殊类型一致。例如，患有运动轴突性神经病的患者可能会有远端肌肉无力伴腱反射减退。患有感觉为主的神经病时可能会有轻触觉、针刺感、温度觉和震动觉减退。如果患者手、足均受累时，查体会有手套、袜套样分布的体征。

解剖

周围神经可按主要影响运动神经纤维、感觉神经纤维或两者都影响来分类；还可按主要影响神经的哪一部分来分类——轴突、髓鞘或两者均有（图 16.1）。另外，神经病还可分为节段性（仅仅影响神经的某个部分）或整体性（影响神经的全长）。周围神经病远端受累多于近端，神经越长，受累的可能越大。这就是为什么周围神经病患者常见足部受累。

常规的神经传导检查不能检测自主神经和小纤维神经，而这些神经在周围多发性神经病中也可受到影响而出现症状和体征

表 16.1 ■ 多发性神经病

EMG 表现	均匀脱髓鞘型运动、感觉混合性多发性神经病	节段脱髓鞘型运动>感觉多发性神经病	轴突损失型运动>感觉多发性神经病	感觉轴突损失型神经病	轴突损失型感觉、运动混合性多发性神经病	轴突损失及脱髓鞘混合型感觉、运动混合性多发性神经病
CMAP 波幅	正常	降低，继发于离散或传导阻滞	降低	正常	降低	降低
运动潜伏期	延长	延长	正常	正常	正常	延长
运动传导速度	降低	降低	正常	正常	正常	降低
CMAP 离散	无	有	无	无	无	无
SNAP 波幅	正常	正常或降低	降低（常见）	降低	降低	降低
SNAP 传导速度	降低	降低（轻微）	正常	正常	正常	降低
针极肌电图是否有"Fib"或"PSW"	无（正常）	无（正常）	有	无（正常）。仅评估运动纤维	有	有

表 16.1 ■ 多发性神经病（续）

EMG 表现	均匀脱髓鞘型运动、感觉混合性多发性神经病	节段脱髓鞘型运动>感觉多发性神经病	轴突损失型运动>感觉多发性神经病	感觉轴突损失型神经病	轴突损失型感觉、运动混合性多发性神经病	轴突损失及脱髓鞘型感觉、运动混合性多发性神经病
常见疾病	1. 遗传性感觉运动神经病 I、III、VI 型（远端力弱伴轻度萎缩） 2. 异染性脑白质营养不良 3. Krabbe 脑白质营养不良 4. 肾上腺脑质神经病 5. 先天性髓鞘形成缺陷性神经病 6. Tangier 病 7. Cockayne 综合征 8. 脑腱黄瘤病	1. AIDP：吉兰-巴雷综合征（上行性近端力弱） 2. CIDP（不对称性下肢力弱） 3. 硬化性骨髓瘤 4. 麻风病 5. 急性砷中毒性多发神经病 6. 药物性（胺碘酮、哌克昔林、大剂量阿糖胞苷、癌症、AIDS）	1. 癌旁性运动神经病（远端力弱） 2. 卟啉病 3. 轴突性吉兰-巴雷综合征 4. 遗传性感觉运动神经病 II 型、V 型 5. 铅中毒性神经病 6. 氨苯砜性神经病	1. 副肿瘤综合征（肢体远端感觉障碍、疼痛） 2. 遗传性感觉神经病 I～IV 型 3. Friedreich 共济失调 4. 脊髓小脑变性 5. 无 β 脂蛋白血症（Bassen-Kornzweig 病） 6. 原发性胆汁性肝硬化 7. 急性感觉性神经病 8. 顺铂中毒 9. 淋巴瘤性感觉神经病、慢性特发性感觉共济失调性神经病、Fisher 变异型 10. Sjögren 综合征 11. 吉兰-巴雷综合征 Fisher 变异型 12. 副蛋白血症 13. 维生素 B_6 中毒 14. 淀粉样变性病	1. 乙醇性多发性神经病（远端对称性力弱） 2. 维生素（B_1、B_{12}）缺乏（远端对称性力弱） 3. 痛风性神经病 4. 金属性神经病（如汞、铊、金） 5. 肉状瘤病 6. 结缔组织病（如类风湿关节炎、SLE） 7. 胃切除术、肥胖患者胃限制术 8. 慢性肝疾病 9. 慢性病性神经病 10. 甲状腺功能减低 11. 肌强直性营养不良 12. AIDS 13. 危重病性神经病 14. Lyme 病 15. 长春新碱性神经病 16. 中毒性神经病（丙烯酰胺、二硫化碳、一氧化碳）	1. 糖尿病性多发性神经病（远端对称性力弱） 2. 尿毒症（远端对称性力弱）

注：Fib=纤颤电位；PSW=正锐波；AIDP=急性炎症性脱髓鞘性多发神经病；CIDP=慢性炎症性脱髓鞘性多发神经病；SLE=系统性红斑狼疮

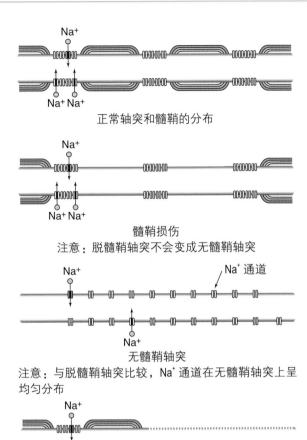

正常轴突和髓鞘的分布

髓鞘损伤

注意：脱髓鞘轴突不会变成无髓鞘轴突

无髓鞘轴突

注意：与脱髓鞘轴突比较，Na^+ 通道在无髓鞘轴突上呈均匀分布

轴突损伤

图 16.1   周围神经病的分类

电诊断学检查

为了对多发性周围神经病进行充分的评估，应至少检测三个肢体的感觉和运动神经。因温度可影响潜伏期、波幅和传导速度（见第 8 章 "易犯的错误"），神经传导检测时，上肢温度应保持在 32℃，下肢温度保持在 30℃。表 16.1 可帮助你基于电诊断学检查结果来确定周围神经病类型。

感觉神经传导检查

如果周围神经病变累及感觉纤维，感觉神经动作电位（SNAP）可能受影响。如果感觉神经病变是轴突型，SNAP 的波幅降低或引不出。如果感觉神经病变是脱髓鞘型，感觉神经传导速度将下降。严重的脱髓鞘病变或远端神经传导阻滞也可导致 SNAP 消失。

运动神经传导检查

如果周围神经病变累及运动纤维，复合肌肉动作电位（CMAP）可能受到影响。如果运动神经病变是轴突型的，CMAP 的波幅降低或引不出。如果病变是脱髓鞘型，CMAP 可表现为潜伏期延长和（或）传导速度减慢。传导速度如低于正常下限的 80%，提示脱髓鞘型周围神经病。传导阻滞时，在阻滞近端刺激神经，出现 CMAP 波幅降低甚至波形消失。

应该指出，神经传导速度减慢既可见于整个神经（整体脱髓鞘），也可见于节段神经（节段性脱髓鞘）。在节段性脱髓鞘时，部分神经纤维较另一部分纤维传导减慢明显，CMAP 将出现离散现象，这意味着 CMAP 的时限延长、波幅降低（波形离散）（图 6.1）。一般说来，遗传性（或先天性）脱髓鞘性多发性神经病的电生理表现是整体神经的脱髓鞘。波形离散现象通常更多地提示获得性周围神经病变，而不是遗传性病变。

晚反应

因晚反应（F 波和 H 反射）沿神经全长走行，因而可评估周围神经的全长，包括近端。这些晚反应通常在多发性周围神经病中受到影响，出现异常。例如吉兰 - 巴雷综合征，F 波可能是最早出现异常的电生理参数。但应记住，这些晚反应没有特异性，因而得到的检查结果对诊断只是有帮助，而不能凭此确诊，需要结合临床表现及其他检查结果。

肌电图

肌电图在检测周围神经病变时结果通常是阴性的，除非存在严重的轴突型运动神经病。此时，受累的远端肌肉可出现自发电位（纤颤电位和正锐波）。复杂重复放电（complex repetitive discharges，CRD）在慢性神经源性病变中可以看到，不论是在近端还是远端肌肉。肌电图检查对诊断是有帮助的，即使是阴性结果，因为它可帮助除外其他疾病，如局灶性神经病或肌病。除此之外，如果是轴突损害，肌电图可用来评估病变的严重性和病变的时间进程（见第 5 章"肌电图学"）。

小结

多发性周围神经病的电诊断学检查结果包括：

1. 脱髓鞘性周围神经病中，潜伏期延长和（或）传导速度减慢（脱髓鞘性运动神经病：运动潜伏期延长和 / 或传导速度减慢；脱髓鞘性感觉神经病：感觉潜伏期延长和 / 或传导速度减慢）。
2. 轴突型周围神经病中，可见 CMAP 和（或）SNAP 波幅降低（轴突型运动神经病中，CMAP 波幅减低；轴突型感觉神经病中，SNAP 波幅减低）。

3. 轴突型运动神经病中，针极肌电图检查可见自发电位。

多发性周围神经病的 NCS/EMG 检查结果总结见表 16.1。

（潘华　译）

第 17 章

肌 病

Julie K. Silver

临床表现

肌病即肌肉本身的病变。可以有各种各样的表现形式,常见类型见表 11.7。主要症状是肌肉的无力,而且大多数以近端肌肉受累为主,多于远端。因此首发症状通常为坐位站起或爬楼时费力。

肌无力呈持续性,疲劳时可能更明显。当远端肌无力更明显时(如遗传性远端型肌病),患者可主诉足下垂、踝关节不稳定、张口困难、持物困难。如伴肌痛,定位多不明确,表现为局部疼痛或痉挛。

典型肌病表现为单纯运动障碍,不伴感觉障碍。体格检查应注意评价肌力、肌萎缩。绝大多数患者表现为对称性近端肌无力,部分患者眼外肌、延髓肌受累,且症状明显。感觉应该正常。随着肌力下降,腱反射逐渐减低,可因肌无力导致关节挛缩。

肌病常规诊断方法包括:血清肌酸激酶(CK)水平(典型者升高)、肌电图(EMG)、肌肉活检。该病需与其他疾病鉴别,如运动神经元病、神经肌肉接头病变,有时运动神经病可与肌病表现相似,因此肌病患者进行神经传导检查与 EMG 检查同等重要。

分类

肌病主要分为先天性、炎性、代谢性、萎缩性、肌营养不良(表 17.1)。

先天性肌病:典型者于婴幼儿期发病,偶见于成年发病。该型临床表现多不典型,诊断主要依赖肌肉活检,染色可见特异的组织化学改变。

炎性肌病:据推测大多数炎性肌病与免疫介导相关。部分与寄生虫、病毒、细菌特异性感染有关。

代谢性肌病:与细胞内能量产生相关的遗传性酶类缺乏有关。临床可仅表现为典型非特异性的近端肌无力,或伴痉挛、肌红蛋白尿。有时代谢性肌病仅作为一组累及中枢神经系统的弥散性症状之一。用力后出现无力可能为此型仅有的症状。血清CK 明显升高。

表 17.1 ■ 肌病主要类型

先天性
中央核性肌病
肌小管肌病
杆状体肌病
肌纤维类型比例失调性肌病
炎性
多发性肌炎
皮肌炎
包涵体肌炎
病毒性肌病（例如，HIV 相关肌病 / 多发性肌炎、人类嗜 T 淋巴细胞病毒 - Ⅰ肌病）
肉芽肿性肌病
感染性肌病
旋毛虫病
萎缩性
中毒
秋水仙碱、齐多夫定（AZT）、乙醇、氯喹、羟氯喹、喷他佐辛、氯贝丁酯、类固醇
内分泌
甲状腺性肌病
甲状旁腺性肌病
肾上腺 / 类固醇性肌病
垂体性肌病
代谢性
酸性麦芽糖酶缺乏性肌病
肉碱缺乏性肌病
脱支酶缺乏性肌病
肌营养不良
肌营养不良蛋白缺乏症（Duchenne 型、Becker 型）
面肩肱型肌营养不良症
肌强直性肌营养不良症
Emery-Dreifuss 型肌营养不良症
眼咽肌营养不良症
肢带型肌营养不良症

　　肌营养不良：属于遗传性肌病，具有发病年龄早、进展性病程等特点。部分患者可依靠特异性染色体异常及基因产物检测诊断，如 Duchenne 型、Becker 型肌营养不良。

电诊断学检查

　　神经传导检查（NCS）应作为第一步筛查性检查，典型者感觉和运动传导检查通常正常。但远端型肌病和起于近端肌群并累及远端肌群的严重肌病，CMAP 波幅减

低，但末端潜伏期、传导速度正常。检查应选取一侧肢体的上下肢，分别检查一条运动神经和一条感觉神经。肌电图对该病诊断、病变程度判断有重要意义，常与肌肉活检结合，并有助于选择活检位置。注意针极肌电图检查时，应避免与活检选取相同的肌肉，以避免针损伤肌肉而影响活检结果。

感觉神经传导检查

因为感觉神经不受累，所以感觉神经传导检查正常

运动神经传导检查

因检查时记录电极多置于远端肌肉，运动神经传导检查通常正常。但当病情严重，远、近端肌群均受累时，或一种优先累及远端肌肉的罕见肌病，运动神经传导检查异常，表现为 CMAP 波幅减低。因髓鞘未受累，所以运动末端潜伏期、传导速度正常。

晚反应

因检查结果无特异性，对该病诊断无意义

肌电图

肌病的肌电图（EMG）检查有特征性表现。EMG 检查通常表现为运动单位时限短、波幅低、多相波增多、早募集（图 5.14）。早募集即仅小力收缩就可激发大量波幅小的运动单位电位发放。运动单位动作电位（MUAP）波幅变小是由于有功能的肌纤维数量明显减少，导致运动单位变小。运动单位数量通常不变，除非肌纤维数量绝对性缺失才导致运动单位数量减少。

自发电位多见，多表现为正锐波（PSW）、纤颤电位 (Fib)。有时出现肌强直性放电（见第 5 章"肌电图学"）。慢性肌病可出现复杂重复放电（CRD）。挛缩现象罕见，表现为肌肉收缩时肌电图无电活动。

肌电图检查应首选肌力最弱的肌肉，通常为近端肌肉。部分患者仅脊旁肌出现异常。如检查结果符合典型肌病表现，则下一步选取肌力稍强的肌肉，以明确肌病程度；如最弱肌肉检查结果阴性，则不建议再选取稍强肌肉，检查结果无意义。如检查结果符合神经源性损害的表现，应重新考虑扩大诊断范围，并结合神经传导检查以排除其他疾病。注意肌电图主要检查 I 型肌纤维，主要累及 II 型肌纤维的肌病（如类固醇性肌病）检查结果阴性。

对拟诊为肌病的患者进行肌电图检查时，建议注意以下三点：①避免 EMG 检查后过早进行血清 CK 检查，防止假性升高；②肌肉活检应选取受累但未完全萎缩的肌肉；③不应检测所有受累肌肉，一旦对肌肉进行 EMG 检查，这块肌肉就不能行活检。由于 EMG 检查可提供受累肌肉信息，故活检应选取病变对侧的肌肉。如右侧三角肌 EMG 结果异常，活检应选取左侧三角肌。肌电图报告中应阐明哪些有价值的肌肉没

有进行针极 EMG 检查，以便活检时选取。

小结

肌病的电诊断学检查表现包括：

1. SNAP 正常。

2. CMAP 正常。

3. 受累肌肉出现自发电活动（正锐波、纤颤电位）。

4. 受累肌肉 EMG 检查运动单位电位短时限、低波幅、多相波增多、早募集。

（董培　译）

第 18 章

臂丛神经病

Julie K. Silver ■ Jay M. Weiss

临床表现

评估臂丛神经是肌电图医师遇到的最富有挑战性的检查之一，主要是由于臂丛复杂的解剖结构和相对较深在的神经走行的缘故。另外，神经传导检查中臂丛部分神经并不属于常规检测项目。全面掌握臂丛的神经解剖是对这个部位进行准确电诊断评估所必须具备的。

臂丛神经病的临床表现不一，这取决于臂丛哪一区域受累。多数臂丛神经受损源于外伤。在新生儿，产伤是主要病因。大一点的孩子或成人，外伤原因包括牵拉伤（如肱骨骨折或肩关节脱臼）、压迫伤（如系座位安全带、双肩背包的背带或肿瘤所致的空间占位压迫），或穿通伤（刀伤或枪伤）。良性或恶性占位性损伤以及肿瘤的治疗过程（如放疗导致的臂丛神经病变）可累及臂丛。成人臂丛神经损伤绝大多数是单侧的，且影响优势侧肢体更常见。产伤造成的上肢轻瘫也多见于右侧上肢。

病史和查体因臂丛损害的类型不同而异。常用的臂丛神经损伤分类是按照臂丛解剖定位来分的。臂丛神经损伤可分为肩胛上、肩胛下和下臂丛损伤（表 18.1）。

临床表现因臂丛受累部位不同而异。例如，外侧束受损可出现肘部以下的前臂外侧的麻木，并向下放散到拇指上方，这是前臂外侧皮神经的分布范围。麻木还可分布在正中神经支配区（第一、二和三手指），同时伴肱二头肌、肱桡肌和旋前圆肌无力等表现。如果损伤影响的是内侧束，前臂内侧皮神经受累，表现为前臂内侧麻木，同时伴有尺侧腕屈肌、拇短展肌、拇对掌肌、示指屈肌、小指展肌和拇收肌的无力。

因转移癌造成的臂丛神经病通常表现出难治性疼痛。一般是邻近部位的乳腺癌或肺癌扩散造成的损伤，往往这种扩散更好发于下臂丛，但也可表现为更弥散的损伤。放疗后臂丛神经病可在放疗后数月或数年出现（如乳腺癌、肺癌或其他侵及胸部或纵隔的放射性治疗）。放疗诱导的神经丛病变在治疗后短期内发病的患者通常预后好于晚发患者。晚发的神经丛病变通常是进展的且不可逆。临床表现为感觉异常和感觉丧失，这种异常在上臂丛神经分布区更明显。臂丛神经病变如果没有前驱相关事件有可能被误诊，如与下运动神经元病的某些临床表现类似，臂丛神经病也可能误诊为运动神经元病。图 18.1 和图 18.2 显示了肢体的皮神经支配。

表 18.1 ■ 臂丛损伤

锁骨上型	锁骨下型	全神经丛型
上神经丛（根 / 上干）	放射相关性损伤	外伤
不完全牵拉伤	枪弹伤	严重牵拉伤
Erb 麻痹	肱骨骨折 / 脱位	晚期转移性疾病
C5、C6 神经根撕脱	脱位	晚期放射性麻痹
腋神经阻滞		
下神经丛（根 / 下干）		
转移瘤		
Pancoast 综合征		
胸骨切开术后遗症		
胸廓出口综合征		
Klumpke 麻痹（C8、T1）		

解剖

臂丛（图 18.3）是一个复杂的神经网络，发出神经支配上肢。臂丛通常起源于 C5 ~ T1 神经根的前支，还有两种解剖变异情况，即起源 C4，或终止于 T2 水平，这两种情况分别被称为前置和后置臂丛。这里介绍的是最常见的臂丛解剖类型（C5 ~ T1）。

学习臂丛解剖有很多种方法，虽然复杂但无需畏惧。你可以把臂丛的解剖分区：根（Roots）、干（Trunks）、股（Divisions）、束（Cords）和终末分支（Branches），用一句话记下来 "Robert Taylor Drinks Coors Beer"。

把臂丛的解剖图画出来也可帮助记忆。臂丛图表开始是 5 个根，从 C5 到 T1，记住，C5、C6 和 C7 在相应序号的椎体上方发出，C8 在 C7 和 T1 之间发出，T1 神经根从 T1 椎体下发出。臂丛的根起源于 C5 ~ T1 神经根的前支（图 18.4）。根段穿过前、后斜角肌（图 18.5）。C5、C6 的根段合成上干，C7 继续延伸为中干，C8、T1 合成下干。根段结合成平行走行的三个干（图 18.6），代表着臂丛的根、干部分。

干斜向下方走行，分成前股和后股（图 18.7），位于锁骨中线的深部，平行于锁骨下动脉走行，在腋动脉处分成三个束，包绕腋动脉走行，按它们与腋动脉的位置关系（图 18.8）分为后束、外侧束和内侧束。三个干分出的后股合并为后束，中干和上干的前股合并为外侧束，下干的前股延伸为内侧束。然后从这三束上再分出终末神经分支（图 18.9）。后束延伸为桡神经，途中分出腋神经；外侧束终末分支有肌皮神经，同时有一分支与内侧束发出的小分支合并形成正中神经，因而内侧束的两个主要分支是正中神经的内侧部分和尺神经。尺神经的纤维只来自于内侧束，而内侧束的另一个主要分支与外侧束的分支合并为正中神经。因内侧束不接受来自上干和中干的神经纤维，它的所有纤维起源于 C8、T1 神经根，而尺神经是直接来源于内侧束，

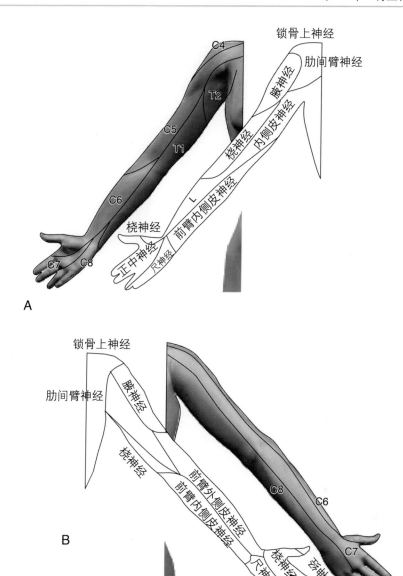

图 18.1　皮节神经支配。（A）腹侧感觉神经支配；（B）背侧感觉神经支配。L：前臂外侧皮神经

因而所有的尺神经纤维均源于 C8 和 T1 神经根。

与之相比，正中神经除了有 C8、T1 纤维成分（主要支配鱼际肌的运动纤维）外，还有源于上中干的运动及感觉纤维（来自外侧束），它们起源于 C5、C6、C7 神经根，支配手和前臂屈肌的感觉。

其他主要终末分支分布在上臂。桡神经来自于后束的延伸，接受上、中、下干的纤维，因而它是由臂丛所有干的纤维组成。

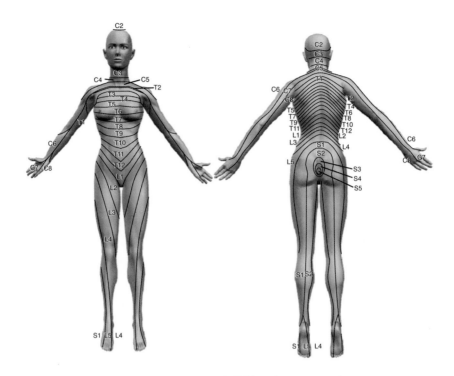

图 18.2　皮节神经支配

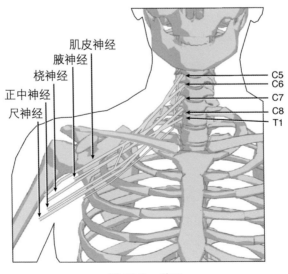

图 18.3　臂丛

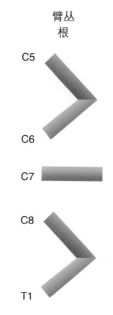

图 18.4 臂丛的神经根

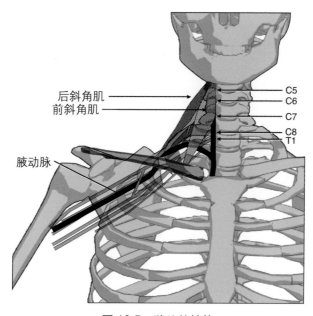

图 18.5 臂丛的结构

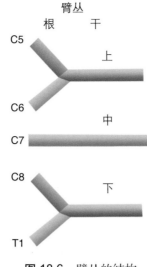

图 18.6   臂丛的结构

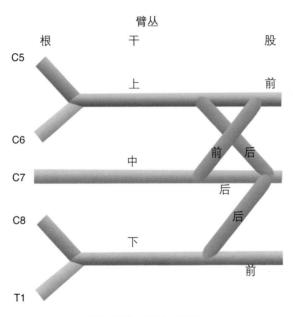

图 18.7   臂丛的结构

　　在臂丛的整个行程中发出了一些侧支神经，这些神经在定位诊断中，可帮助确定损伤的部位是臂丛还是臂丛相关部位。临床较为重要的神经包括：肩胛背神经，支配菱形肌（如果受累，定位于干以上水平）；肩胛上神经，支配冈上肌和冈下肌，从上干分出，鉴别上干与外侧束受累可借助此神经。尽管两者受累时均可出现肌皮神经复合肌肉动作电位（CMAP）、前臂外侧皮神经感觉神经动作电位（SNAP）和正中

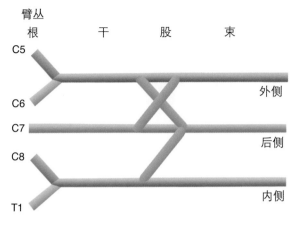

图 18.8 臂丛的结构

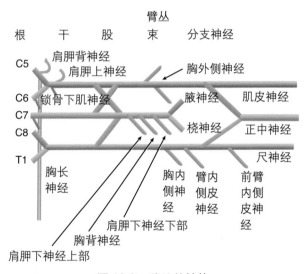

图 18.9 臂丛的结构

神经 SNAP 波幅降低，但仅上干损伤时三角肌处腋神经 CMAP 和冈上肌处肩胛上神经 CMAP 波幅降低。仅上干损伤时可在三角肌、肱桡肌、冈下肌或冈上肌检测到自发电位。下面将进一步阐述它们之间的相关性。

神经干损伤与神经束损伤

　　神经干与神经束损伤临床表现通常较为相似，但不同水平的定位对临床诊断十分重要。当第一眼看到症状时，内侧束和下干，或者外侧束和上干的表现很相像，临床和电生理可以提供重要的鉴别方法。

　　损伤在神经束的水平通常仅影响一种肌肉功能成分，如腕屈肌（外侧束损伤时出现），而神经干水平损伤时，将同时影响屈肌和伸肌，如上干损伤将影响前臂屈肌和前臂伸肌。同样，后束损伤时腕部和手指的伸肌受到影响（但屈肌不受影响），而中干损伤时，手指和腕部的屈肌、伸肌均受到影响。

一般的规律是，如果拮抗剂同时受累，损伤在根或干的水平，如果仅一种肌肉功能成分受累而其拮抗肌功能未被累及，损伤在神经束或周围神经水平。

电诊断学检查

合理的电诊断计划和准确的技术对检测臂丛神经损伤可提供比单独临床查体更多的信息。和所有的电诊断研究一样，检查前要进行全面的查体。详尽的上肢神经系统检查可帮助确定感觉和运动的异常分布。临床定位分析和合理的电诊断学检查计划，可使得电诊断学检查成为最敏感的臂丛神经检查手段，不仅可帮助临床定位，还可提供损伤预后的评估。当此检查用于除外臂丛神经损害时，同时检测对侧（未受累侧）并进行两侧对比是非常重要的。

臂丛电诊断检查需要学会检测很多非常规进行的神经检测。常规的尺神经和正中神经的运动检查仅检测来自内侧束和下干的纤维。正中神经感觉检查可检测来自上干和中干或外侧束的纤维。臂丛神经损伤通常在这些被检查的神经近端，进一步的近端检查对定位受累臂丛的范围是必要的，也可进一步除外与患者症状类似的根性病变或单神经病变。

除了定位外，电诊断还可确立神经损伤的严重程度。轴突损伤臂丛神经病变是电诊断学检查时最常见的一个类型，电生理的改变与轴突的丢失密切相关。

感觉神经传导检查

检测臂丛神经损伤时，感觉神经传导检查较运动神经传导更为敏感。感觉神经远端潜伏期和神经传导速度在臂丛损伤时通常是正常的。这是因为，在脱髓鞘损伤中，脱髓鞘的区域（引起减慢或传导阻滞）通常在检测区域的近端，因此远端的神经传导速度不受影响。而在轴突损伤中，SNAP 波幅可以受影响，但速度和潜伏期不变，这是因为远端神经和髓鞘是完整的。轻度的臂丛轴突损害可能 SNAP 也不受影响，随着臂丛损伤严重程度的增加，相应的 SNAP 波幅可能降低或消失。SNAP 波幅反映的是与后根神经节内感觉神经胞体相连的有功能的轴突数量（图 18.10）。当损伤接近胞体时，如根性病变和神经根剥脱，并不影响胞体的功能或来自于根的感觉神经。因此，背根神经节近端的损伤可以有完好的感觉神经功能检测结果，尽管临床可能有感觉异常症状。

背根神经节近端损伤时 SNAP 波幅通常正常，背根神经节远端损伤时，轴突与其胞体断离，导致轴突无营养来源。根据损伤的严重程度，SNAP 电位可能减低或消失。鉴别节前、节后损伤非常重要，尽管两者损伤均可出现同一分布区的麻木和感觉缺失，神经根剥脱（节前损伤）通常预示着较差的预后，这种损伤不能自行修复，

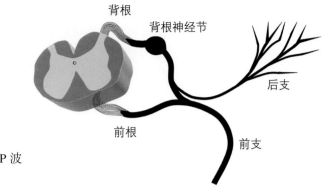

图 18.10　臂丛神经受累时 SNAP 波幅可能降低

且对外科修复治疗反应也欠佳；而节后损伤通常预后较好。

运动神经传导检查

CMAP 通常不受影响，除非臂丛损伤非常严重。臂丛如果出现严重的损伤，相应的 CMAP 波幅会下降，当它出现异常时，CMAP 与 SNAP 波幅相比较，可能是评估轴突丧失程度的更好指标。

臂丛神经损伤时，运动潜伏期和传导速度通常不受影响，主要因为它们代表的纤维通常是完整的（检测这些纤维在远端，不能反映通过臂丛的异常神经传导）。然而，刺激通过 Erb 点（损伤之上）时，如果臂丛有脱髓鞘损伤，传导速度将减慢；如果出现传导阻滞，跨 Erb 点刺激，可出现 CMAP 波幅降低（见第 4 章 "神经传导检查"，关于传导阻滞的描述）。

晚反应

多数臂丛损伤是不完全的，且跨臂丛神经传导正常。损伤通常较小且局限，因而减慢节段的影响对 F 波检测而言，在这一长的传导通路中被弱化。晚反应（F 波和 H 反射）在臂丛损伤的检查中因没有特异性改变而意义不大。

肌电图

病史和查体的结果将决定哪一块肌肉需要行针极肌电图检查。检查之前，确定范围应首先回顾臂丛的解剖（图 18.9）。急性轻度的臂丛神经病变，电生理的异常改变通常限于臂丛损伤节段支配的肌肉出现纤颤电位和正锐波。例如，外侧束损伤可能在肱二头肌、旋前圆肌、桡侧腕屈肌和胸肌出现正锐波，而冈上肌、冈下肌和提肩胛肌无失神经电位出现。在损伤部位，如果神经再支配出现，运动单位动作电位（MUAP）会出现时限增宽、波幅升高及多相波增多电位。

臂丛损伤后，临床表现可能迅速出现，但电生理异常可能需要在 3 周后出现。为尽可能地减少假阴性比率，电生理检测尽量不在损伤 3 周内进行（如果可能的话），这样，损伤神经的远端可有充足的华勒变性时间，也可出现纤颤电位和正锐波。如果早于这个时间窗进行电生理检测，可能检测数据不能体现真正的病变，以至于产生临床费解的结果。颈段脊旁肌在臂丛损伤时通常是正常的，因为脊旁肌是由后支支配的，而臂丛是由前支组成的。表 18.2 列出了臂丛神经损伤时所需检查的较为重要的神经和肌肉。复习这个表，可帮助你定位损伤的部位是在根部还是臂丛的其他

表 18.2 ■ 臂丛损伤的定位

损伤区域的解剖	受影响的感觉 NCS	受影响的运动 NCS	EMG 阳性表现
神经根病	正常	CMAP 降低	颈段脊旁肌 肌节型
上干	前臂外侧 支配第 1 指的正中神经 桡神经	支配肱二头肌的肌皮神经 支配冈上肌的肩胛上神经 支配三角肌的腋神经	冈上肌 肱二头肌 旋前圆肌 三角肌 肱桡肌
中干	支配第 3、4 指的正中神经	支配指总伸肌的桡神经	背阔肌 大圆肌 指总伸肌 旋前圆肌 桡侧腕屈肌
下干	支配第 5 指的尺神经 前臂内侧	支配小指展肌的尺神经 支配拇短展肌的正中神经	指浅屈肌 小指展肌 尺侧腕屈肌 浅屈肌 指深屈肌
外侧束	前臂外侧 支配第 1 指的正中神经	支配肱二头肌的肌皮神经	肱二头肌 旋前圆肌 桡侧腕屈肌
后束	桡神经	支配三角肌的腋神经 支配尺侧腕伸肌的桡神经	背阔肌 大圆肌 三角肌 桡侧肌肉
内侧束	支配第 5 指的尺神经 前臂内侧神经	支配小指展肌的尺神经 支配拇短展肌的正中神经	尺侧肌肉 指浅屈肌 拇长屈肌 拇短展肌

区域。

小结

总之，在电生理（和临床）评估中，掌握臂丛解剖是重要的。主动肌和拮抗肌同时受累提示损伤在根或干水平，而仅一种肌肉功能成分受累，提示束或周围神经受累。

臂丛神经病的电生理结果可包括（见表 18.2 ）：

1. SNAP 波幅降低。
2. CMAP 波幅降低。
3. 跨 Erb 点的传导速度减慢。
4. 脊旁肌针极肌电图正常。
5. 自发电位（纤颤电位和正锐波）见于损伤水平远端，但由损伤段神经支配的肌肉。

（潘华　译）

第 19 章

腰骶神经丛病

Julie K. Silver ■ Jay M. Weiss

电诊断评估腰丛和骶丛神经病变是一种挑战，因为此区域解剖复杂且神经所在位置相对较深。常规的神经传导检测中很多区域是不检查的。全面掌握这一部位的解剖是进行准确电生理检测所必需的。

临床表现

腰丛和骶丛的损害较臂丛少见，这是由于它们的结构处于相对被保护的位置，因而易损性降低。腰骶神经丛病可由结构损伤或功能异常引起，如肿瘤、血肿、外科损伤和外伤所致。某些病例并不是肿瘤本身引起的神经损伤，而是治疗恶性肿瘤（放疗）所致。放疗诱导的神经丛病，可在放疗后数年出现。外伤性骨盆骨折，损伤腰骶神经丛的发病率和严重性随着骨折解剖部位的增多而增加。腰骶神经丛病还可因代谢异常而损伤，如糖尿病、感染、血管炎或副肿瘤综合征。腰骶神经丛病变的位置不同，临床表现也不尽相同。

解剖

腰丛和骶丛的解剖将分别讨论。腰丛（图 19.1）是一个复杂的神经网络，发出神经支配腹壁和大腿的前侧和内侧部分。腰丛是由 L1～L4 神经根的前支在腰大肌后方形成，有时 T12 也加入。腰丛的分支分别从腰大肌的外侧缘、内侧缘和前缘发出。髂腹下神经、髂腹股沟神经、股神经和股外侧皮神经从腰大肌的外侧发出，闭孔神经从腰大肌的内侧发出，生殖股神经从腰大肌的前缘发出（图 19.2）。

腰丛较臂丛类型简单得多，因为它没有单独的亚分区，如干、束等类似臂丛的特有结构。腰丛由前初级支组成，它们又分出前股和后股。

来自 L1～L4 神经根的纤维穿行在腰大肌后方，然后合并，再分成前股和后股。腰丛最终的终末支有 7 个主要分支，前三个发出运动和感觉纤维支配腹壁和腹股沟，它们是髂腹下神经、髂腹股沟神经和生殖股神经，随后的三支支配大腿的内侧和前侧，它们分别是股外侧皮神经、股神经和闭孔神经。第七个分支来自 L4，参与骶丛的形成。闭孔神经来自前股，股外侧皮神经和股神经来自后股。股神经的终末支延

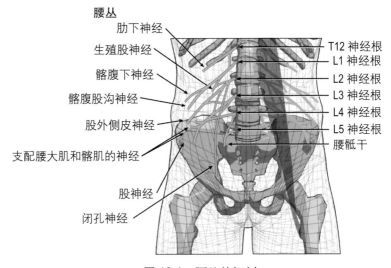

图 19.1　腰丛的解剖

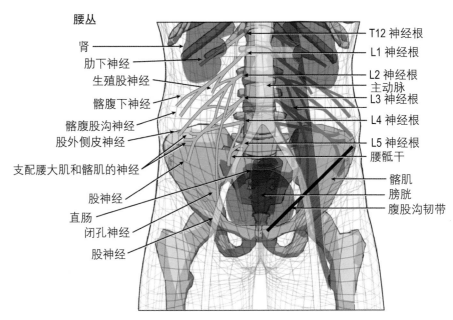

图 19.2　腰丛由 L1、L2、L3 和 L4 的前支在腰大肌处形成

伸为隐神经，支配下肢内侧的感觉。表 19.1 总结了腰丛和它们相应的神经支配走行。

　　骶丛（图 19.3 和图 19.4）与腰丛相似，它是腹侧初级脊神经的集合，分为前、后股，与腰丛一样，再分成多个周围神经。骶丛负责支配后臀带肌、大腿和腿前后区域的感觉、肌肉和关节运动。骶丛是由来自 L4 ~ S3 水平的腹支构成。尽管骶丛看似复杂，但实际相当简单易学。骶丛在盆腔后方形成，位于盆腔后部，在梨状肌和

表 19.1 ■ 腰丛

周围神经	神经根	神经股	感觉	肌肉
髂腹下神经	L1、L2		臀上区	无
生殖股神经	L1、L2		阴囊皮肤 / 大腿及阴唇附近区	无
股外侧皮神经	L2、L3	后股	大腿前内侧	无
股神经	L2、L3、L4	后股	大腿前侧 大腿前内侧 小腿 / 足内侧通过股神经的隐神经分支	缝匠肌 髂肌 耻骨肌 股四头肌
闭孔神经	L2、L3、L4	前股	大腿内侧	长收肌 股薄肌 短收肌 闭孔内肌 大收肌

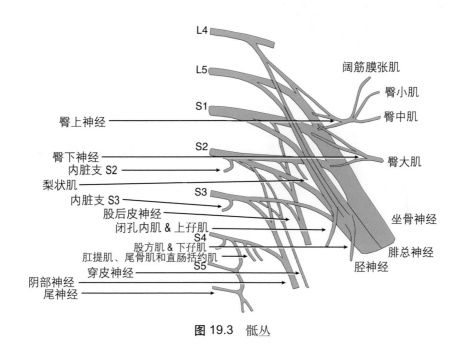

图 19.3　骶丛

盆筋膜间走行（图 19.4）。

　　骶丛的前方是下腹部血管、输尿管和乙状结肠。臀上和臀下血管伴随第一、第二和第三骶神经走行。这种与血管的紧密关系使得骶神经对外伤易损，因为外伤可造成出血和血肿压迫神经。

　　骶丛是由 L4 ~ S3 脊神经的腹（前）侧初级支形成。所有的神经（除了 S3 神经根）

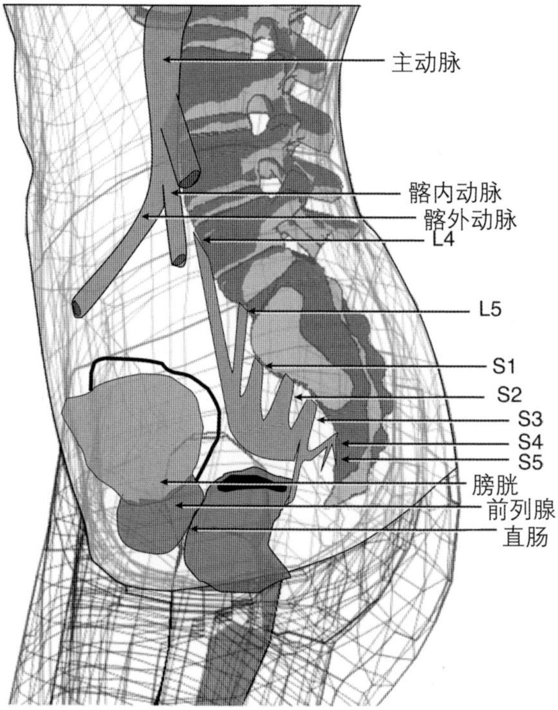

图 19.4 神经丛在骨盆后方形成，位于骨盆后方的梨状肌与盆筋膜之间

分成前后股，骶丛发出很多终末分支，其中，5 个分支可进行电生理检查需要记住，它们是：

1. 臀上神经
2. 臀下神经
3. 股后皮神经
4. 坐骨神经
5. 阴部神经

坐骨神经在大腿分成腓总神经和胫神经。臀神经、股后皮神经和坐骨神经的腓总神经分支是由骶丛的后股发出的，坐骨神经的胫神经部分、阴部神经和支配股方肌、下孖肌、闭孔内肌和上孖肌的肌支是由骶丛的前股发出的。表 19.2 为骶丛的主要神经。

电诊断学检查

电诊断学检查是腰骶神经丛最敏感的生理检查。这个检查可帮助损伤的定位和判断预后。当用于除外腰、骶神经丛损伤时，重要的一点是未受累侧的肢体也需要检测，并进行两侧电生理检测结果的比较。

表 19.2 ■ 骶丛

周围神经	神经根	神经股	感觉	肌肉
臀上神经	L4、L5、S1	后股	无	臀小肌 臀中肌 阔筋膜张肌
臀下神经	L5、S1、S2	后股	无	臀大肌
股后侧皮神经	L2、L3、L4	后股	大腿后侧 阴囊 / 阴唇 腓肠肌近端 臀大肌下缘	无
坐骨神经 （腓神经）	L4、L5、S1、S2	后股	小腿后外侧 第 1、2 趾间趾蹼 小腿背 / 内侧	股二头肌短头 胫骨前肌 趾短伸肌 第三腓骨肌 腓骨短肌 腓骨长肌
坐骨神经 （胫神经）	L4、L5、S1、S2、S3	前股	小腿后侧 足外侧 足底侧	股二头肌长头 半膜肌 半腱肌 大收肌 跖肌 腘肌 腓肠肌 胫骨后肌 比目鱼肌 趾长屈肌 踇长屈肌

　　腰骶神经丛的检查需要检测几根非常规检测的神经。例如，腰丛需要对股神经的隐神经部分、股外侧皮神经和股神经进行检测，骶丛需要对腓浅和腓肠感觉神经检测，腓神经的运动检测需要检测趾短伸肌和胫前肌的运动纤维。胫神经检测来自于踇展肌、小趾展肌的运动纤维。针极肌电图也需要扩充检查范围，以便于腰丛受影响区域的定位，以及除外患者相同症状的神经根或单神经病变。除了定位诊断之外，电诊断可对神经损害的严重程度进行评估。

感觉神经传导检查

　　感觉神经传导在鉴别腰骶神经丛和腰骶神经根病变时优于运动神经传导。感觉神经末端潜伏期和传导速度通常在丛损伤时正常（远端节段正常）；而感觉神经动作电位（SNAP）的波幅可以下降，通常见于丛的轴突损害。腰丛或骶丛轻度损害时，SNAP 的波幅可能不受影响，当轴突损害加重时，对应神经的 SNAP 波幅降低或消失。SNAP 波幅反映的是感觉轴突功能的总和。轴突行使功能必须与感觉神经胞体相连，胞体位于背根神经节（图 19.5）。

损伤在这个胞体的近端时，如神经根病或神经根剥脱损伤，并不影响从哪个根发出的感觉神经的功能，因此损伤背根神经节的近端时，即使患者临床已出现感觉丧失的症状，该神经的感觉神经电诊断学检查结果也是正常的。背根神经节的远端受损时，感觉神经元胞体和轴突断离，脱离了神经生存所需供应营养的来源。根据损伤的严重程度，SNAP 的波幅可降低或消失。鉴别节前和节后的损伤非常重要。尽管两者的损伤造成的感觉异常分布区是一样的，神经根的撕脱伤通常预后较差，因为这种损伤既不能自行修复，又不能手术修复还原功能；而节后损伤相对预后较好。

运动神经传导检查

通常，腰骶神经丛病的患者，运动潜伏期和速度均在正常范围内。除非严重损伤，否则复合肌肉动作电位（CMAP）通常不受影响。当丛受到严重损伤时，相应的 CMAP 波幅下降，这一点和臂丛严重损伤是一样的，这时 CMAP 相比于 SNAP，是更好反映轴突损伤程度的指标。在损伤的前几个月，两侧 CMAP 的波幅差可提示轴突的损害程度。例如，CMAP 波幅下降 70%，对应的是 70% 的轴突丧失。运动潜伏期和传导速度在腰丛或骶丛病变时通常不受影响，因为它们的功能是完整的，不能反映跨越丛的异常传导。需要提醒的是，即使在无症状的个体中，因正常的老化以及每天可能的微创伤而导致足部固有肌的萎缩和腓总神经检测时两侧出现波幅差是十分常见的。由于这个原因，波幅差小于 50% 时可能没有意义，需要结合临床。

晚反应

多数腰骶神经丛的损伤是不完全的，且有很多跨越腰骶神经丛的正常传导区域。损伤可能过于局限，因而不在（或弱化了）H 反射或 F 波的神经传导通路上。因此，

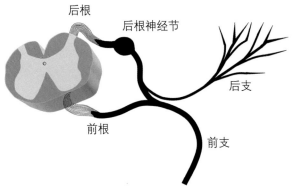

图 19.5　感觉神经轴突的功能是建立在与感觉神经元胞体连接的基础上的（感觉神经元胞体位于后根神经节内）

H 反射和 F 波对诊断腰骶神经丛病变帮助不大。

肌电图

临床病史和查体的结果将帮助确定哪块肌肉需要行针极肌电图检查。参考表 19.1 和表 19.2，可帮助你设计检查方案。腰骶神经丛的电生理诊断结果一般包括：神经支配的远端肌肉出现纤颤电位和正锐波。慢性损伤时，运动单位动作电位（MUAP）可能出现时限延长、波幅升高、多相波增多，在所有受累肌肉中出现募集减少相。

丛损伤后的临床表现可能马上出现，但针极肌电图的异常需要在发病 3 周后出现。因此，延迟到损伤后 3 周行电生理检测（如果可能的话）是非常重要的，这样可以有充分的时间使得受损的神经远端出现华勒变性，并出现纤颤电位和正锐波。检测早于这个时期可能会出现错误的结果，给临床带来困惑。腰段脊旁肌在腰丛或骶丛病变时应该是正常的，因为脊旁肌是由后支支配的，而腰骶丛是由脊神经前支支配的。

典型的腰丛损伤中隐神经、股神经和股外侧皮神经的波幅会减低，而潜伏期和传导速度正常。除此之外，肌电图在股内肌斜肌、短收肌、缝匠肌和髂腰肌会显示肌膜不稳定的表现。纯粹的腰骶神经丛病变时，腰段脊旁肌肌电图正常。应用这一指南，可对腰骶神经丛进行完整的电诊断评估，同时，还能把电诊断学检查中患者的不适降低到最小。

小结

总之，腰骶神经丛病变的电诊断结果包括：
1. SNAP 波幅降低。
2. CMAP 波幅降低。
3. 脊旁肌 EMG 正常
4. 损伤水平神经支配的远端肌肉出现自发电位（纤颤电位和正锐波）。

（潘华　译）

第 20 章

运动神经元病

Lyn D. Weiss

运动神经元疾病是一组原发性病变位于脑和（或）脊髓运动神经元的疾病，上、下运动神经元均可受累，包括脊髓灰质炎、肌萎缩侧索硬化（amyotrophic lateral sclerosis，ALS）、脊髓性肌萎缩、原发性侧索硬化及进行性延髓麻痹等。虽然这类疾病多同时累及上、下运动神经元，但电诊断学检查仅能评估下运动神经元损害。

电生理异常发现并结合体格检查、神经影像、实验室结果是诊断运动神经元疾病的基础。电诊断检查的目标不仅要评估临床受累区域，而且要评估临床未受累区域的下运动神经元功能。运动神经元病的诊断对于患者和医生都是沉重和重要的，如怀疑运动神经元病，建议推荐患者去该领域有丰富经验的医师处就诊。

临床表现

典型的运动神经元疾病患者，查体可发现同时存在上、下运动神经元异常。脊髓灰质炎、脊髓性肌萎缩和进行性肌萎缩仅累及下运动神经元，原发性侧索硬化仅累及上运动神经元。上运动神经元受累的症状和体征包括痉挛、僵硬和运动控制障碍。下运动神经元受累的症状和体征包括肌萎缩、无力、肌肉松弛、肌束震颤和痛性痉挛。四个解剖区域均应行临床和电生理评估，即延髓段、颈段、胸段和腰段。

解剖

如前所述，运动神经元疾病累及上和（或）下运动神经元。通常无突出的感觉障碍和认知障碍。

电诊断学检查

感觉神经传导检查

运动神经元疾病损害脊髓前角细胞，不累及后根神经节。因此，感觉神经动作电位波幅正常，感觉传导速度正常。

运动神经传导检查

因髓鞘不受累，复合肌肉动作电位（CMAP）的潜伏期和运动传导速度正常。因存在轴突丢失，CMAP 的波幅可显著降低。当因轴突严重丢失导致传导最快的运动纤维部分缺失时，运动传导检查可见潜伏期轻度延长，传导速度轻度减慢，但改变均不应超过正常的 20%。

晚反应

一般来说，F 波和 H 反射因其非特异性而对运动神经元病的诊断无帮助。

肌电图

为诊断前角细胞病变，应检测延髓、颈段、胸段和腰段这四个解剖区域。电诊断检查可发现急性和慢性失神经改变的证据。急性神经源性改变包括自发电位（纤颤或正锐波）和肌束震颤电位；慢性神经源性改变包括运动单位动作电位（MUAP）时限延长、多相波增多、波幅增高，这些 MUAP 的改变提示神经再支配。还可见到募集减少，伴残存运动单位的发放频率增加。

Awaji-shima 标准

Awaji-shima 标准是修订 ALS 的 El Escorial 诊断标准得到的专家共识建议，有助于 ALS 诊断的标准化[1]。Awaji-shima 标准将 ALS 诊断的确定性划分为三类：临床确诊、临床拟诊和临床可能。临床上要在延髓、颈段、胸段、腰段这四个解剖区域的每一个都搜寻上运动神经元和下运动神经元受损的证据。Awaji-shima 标准中，肌束震颤电位与自发电位（纤颤和正锐波）的权重等同。

小结

运动神经元疾病的电诊断学表现总结如下：

1. 感觉神经动作电位（SNAP）波幅正常，感觉神经传导速度正常。
2. CMAP 的波幅降低，运动潜伏期正常或轻度延长，运动传导速度正常或轻度减慢。
3. 肌电图可在受累肌肉发现自发电位（纤颤和正锐波），也可见肌束震颤电位和复合重复放电（CRD）。如已出现神经再支配，MUAP 可显示时限延长、波幅增高、多相波增多。大力收缩可见募集减少。注意四个解剖区域支配的肌肉均应检测。

（翦凡　译）

参考文献

1.　Costa J , Swash M , de Carvalho M . Awaji criteria for the diagnosis of amyotrophic lateral sclerosis: a systemic review . Arch Neurol 2012 ; 69 (11): 1410 – 16 .

第 21 章

危重病性神经病和肌病

Lyn D. Weiss

引言

现代化的重症监护室已大大提高了危重病患者的生存率。随着医学的进步，越来越多的重症患者得以存活，相应的危重病性神经病及肌病的人数也随之增加。值得注意的是有些患者可能同时出现危重病性神经病（critical illness neuropathy，CIN）和危重病性肌病（critical illness myopathy，CIM）。

危重病性神经病（CIN）

临床表现

CIN 被认为是发生在危重疾病的患者中，出现严重的无力、麻木或很难脱离呼吸机。在这类患者中常见肌肉明显萎缩和反射减低。

CIN 导致感觉和运动轴突退行性改变，原因不详。有人认为免疫细胞因子和微血管功能障碍与系统性炎症反应综合征（systemic inflammatory response syndrome，SIRS）相关，并且导致轴突退变，这种退变造成轴突感觉运动神经病。高糖、低白蛋白血症和营养因素可能增加该病的危险，远端纤维受累重于近端纤维。

统计学显示，因败血症和多脏器衰竭收入重症监护室的患者中，有 47%～70% 患有感觉运动轴突性多发性神经病，通常在住院后 1～3 周出现症状[1]，35%～50% 的患者出现实质性的无力，眼外肌通常不受累。脑脊液正常或蛋白轻度升高。CIN 多数见于患败血症或 SIRS 的患者。高血糖可使得该病恶化[2]。

电诊断学评估

CIN 是一类感觉运动轴突性周围神经病。电诊断评估具有相当的挑战性。患者经常伴有水肿和其他可引起周围神经病的重要疾病（如糖尿病、甲状腺疾病）。患者肢体也可能是凉的，这些都影响神经传导的检查结果。外因对电诊断学检查的影响包括：众多的电线、呼吸机和监护室中其他电设备的干扰等，使得电诊断检查复杂化。检查足够的感觉和运动神经，同时在上肢和下肢行多部位刺激来得到准确的评估，判断病变是局部的还是全身的。如果水肿存在，电诊断确实相当有挑战性。佩带体外心脏起搏器的患者不能行神经传导检查。要想得到最佳检查结果，应尽可能地减少电干扰，包括检查前电极的最佳安放（包括地线），打开限波滤波器，还有关闭不需要的电子设备等。

感觉神经传导检查

感觉神经传导检查可看到低波幅或电位引不出。神经传导速度可能会出现轻度减慢，因为该病主要是轴突病变，波幅降低通常更常见。速度减慢可能与传导快的纤维丢失有关，远端纤维比近端纤维更易受累。

运动神经传导检查

运动神经传导检查显示低波幅或复合肌肉动作电位（CMAP）不能引出。同样，可能出现运动神经传导速度会轻度减慢或远端潜伏期延长，但以波幅下降为主。速度减慢可能与传导快的纤维丢失有关，远端运动纤维比近端纤维更易受累。

晚反应

晚反应（F 波或 H 反射）通常无法辨认（可能是 CMAP 波幅太低导致晚反应很难看到）。如果需要除外急性炎性脱髓鞘性多发性神经病（AIDP，或吉兰 - 巴雷综合征），这些检测（特别是 F 波）是电诊断的重要评估部分（见第 22 章"炎性神经病"）。

肌电图

因为这类神经病影响轴突，所以远端肌肉出现明显的自发电位（纤颤电位和正锐波），运动单位显示募集减少，发放频率增加。慢性损害（不成熟的再支配，或时限延长及运动单位动作电位波幅增加）可能在慢性病例中出现。

思考

如果电诊断发现是感觉运动轴突周围多发性神经病，检测结果支持 CIN，则结论可确定。然而，有时电诊断是感觉运动轴突性神经病的检测结果，但并不能确定就是 CIN，因为其他的周围神经病（如乙醇性周围神经病）也可表现为同样类型的神经受累。更多信息参见表 16.1 周围神经病变。

小结

重症监护室的患者，如果出现严重的无力、麻木或脱机困难，应该考虑 CIN
CIN 典型的电诊断检查结果包括：

1. SNAP 波幅降低或不能引出。
2. CMAP 波幅降低或不能引出。
3. 针极肌电图显示自发电位（纤颤电位或正锐波），特别是在远端肌肉。运动单位募集减少，但单个运动单位的募集频率增加。慢性改变（不成熟的再支配，或时限延长及 MUAP 波幅增加）可出现在慢性病例里。

危重病性肌病（CIM）

临床表现

在危重患者中出现严重的无力或无法脱机的患者应考虑患有 CIM。CIM 的患者通常表现为近端无力重于远端。感觉纤维不受累，感觉是完好的。反射减低。面肌和眼外肌可能受累。

在哮喘状态、慢性阻塞性肺病或肝移植的患者中经常可以见到 CIM，与疾病的严重程度、皮质激素的用量以及肾衰竭相关。肌无力的机制被认为是肌纤维膜兴奋性减低 [3]。

大约 35% 的哮喘状态患者和慢性阻塞性肺病的患者会出现 CIM[4]。CK 水平通常正常或一过性升高。给予低剂量的皮质激素可能会改善症状，特别是在难治性休克的早期给药 [5]。

电诊断学评估

电诊断学评估应包括感觉和运动纤维，也包括远端和近端肌肉的针极肌电图检查。重要的是关注是否 CIN 和 CIM 两者同时存在。

感觉神经传导检查

感觉神经检查应该是正常的，因为感觉神经未被累及。

运动神经传导检查

运动神经传导检查在典型的 CIM 患者是正常的。因为肌病影响近端肌肉重于远端肌肉（经典的神经传导检测远端的肌肉），远端肌肉是正常的。在严重的病例中，有明显的肌肉萎缩出现，CMAP 的波幅会降低，而远端潜伏期和传导速度通常正常，因为髓鞘未受影响。

晚反应

晚反应（F 波和 H 反射）通常在诊断肌病时无帮助。

针极肌电图

针极肌电图的结果与在其他肌病中检测的结果是类似的。肌病的运动单位通常时限短，波幅小（低于 1 mV），多相波多，小收缩出现早募集。近端肌肉受累重于远端肌肉，自发电位（纤颤电位和正锐波）常见。

小结

CIM 典型的电诊断结果可包括：

1. 感觉神经传导（SNAP）检测正常。

2. 运动神经传导检测可正常或 CMAP 的波幅轻度降低。

3. 针极肌电图可出现自发电位（纤颤电位和正锐波），MUAP 时限缩短，波幅降低，多相波增多以及早募集。

（潘华 译）

参考文献

1. De Jonghe B , Sharshar T , Lefaucheur JP , Authier FJ , Durand-Zalski I , Boussarsar M , et al. Paresis acquired in the intensive care unit: a prospective multicenter study . JAMA 2002 ; 282 : 2859 – 67 .

2. Bednarik J , Vondracek P , Dusek L , Moravcova E , Cundrle I . Risk factors for critical illness polyneuromyopathy . J Neurol 2005 ; 252 : 343 – 51 .

3. Lacomis D . Electrophysiology of neuromuscular disorders in critical illness . Muscle Nerve 2013 ; 47 (3): 452 – 63 .

4. Amaya-Villar R , Garnacho-Montero J , Garcia-Garmendia JL , Madrazo-Osuna J , Garnacho-Montero MC , Luque R , et al. Steroid induced myopathy in patients intubated due to exacerbation of chronic obstructive pulmonary disease . Intensive Care Med 2005 ; 31 : 157 – 61 .

5. Kox M , Pickkers P . 'Less is more' in critically ill patients: not too intensive . JAMA Intern Med 2013 ; 173 : 1369 – 72 .

第 22 章

炎性神经病

Lyn D. Weiss

炎性神经病代表了因炎性反应导致的周围神经病的一个疾病谱。它们通常按起病的快慢分类。吉兰 - 巴雷综合征，又称急性炎性脱髓鞘性多发性神经病（acute inflammatory demyelinating polyneuropathy，AIDP），以及它的变异型，是炎性神经病中最常见的一种。慢性炎性神经病包括慢性炎性脱髓鞘性多发性神经病（chronic inflammatory demyelinating polyneuropathy，CIDP）和多灶性运动神经病（multifocal motor neuropathy，MMN）。尽管免疫反应通常直接攻击髓鞘，但轴突同样也会受到影响。

临床表现

临床表现取决于炎性神经病是急性的还是慢性的。在 AIDP 中，患者典型的表现是急性进展的对称性无力。面肌、呼吸肌和延髓肌肉均可能受累。症状通常从下肢开始。全身反射消失，呼吸急促，10%～30% 的患者需要呼吸机辅助呼吸。还可出现自主神经功能障碍，包括心动过速、尿潴留、高血压、低血压、直立性低血压、心动过缓、心律失常和肠梗阻。因为这些症状，患者通常被收入院，甚至需要监护室监控病情。感觉症状通常较轻微，66% 的患者出现疼痛。症状进展一般超过 2 周，大约 90% 的患者在起病后 4 周症状趋于稳定。

CIDP 最初的表现与 AIDP 相同，发病的前两个月，CIDP 和 AIDP 很难鉴别。如果疾病进展超过 8 周或者患者出现复发，应该考虑 CIDP 诊断。鉴别 CIDP 和 AIDP 主要基于不同时间的临床表现，尽管都是炎性周围神经病，但鉴别非常重要，因为两者的治疗方法是不同的。

AIDP 有几种不同的变异型，包括 Miller Fisher 综合征（眼肌瘫痪、共济失调和反射消失）以及急性运动轴突型神经病 (AMAN)。

MMN 是一种慢性炎性神经病，表现为不对称性无力的纯运动障碍，这种病变累及某些运动神经，而另一些却不受累。感觉神经不受影响，典型患者无感觉障碍。纯运动无力的表现可能提示肌萎缩侧索硬化，但该病无上运动神经元异常表现，如反射亢进。

发病机制

患者通常有前驱感染的表现。主要理论是感染诱发免疫反应，然后出现交叉反应，交叉反应的抗原决定簇与周围神经的某些成分相同。2/3 的患者报告有前驱的呼吸道或胃肠道感染（特别是空肠弯曲杆菌）。曾经一度提到疫苗与 AIDP 的发病相关，但一个近 12 年的回顾性研究发现 AIDP 与流感疫苗或其他疫苗没有任何关联 [1]。有这样一种假说，以前的疫苗与 GBS 相关，可能是由于早期使用的疫苗生产技术的问题所致。

解剖和实验室检查

AIDP 患者脑脊液蛋白升高，但白细胞计数正常。可能有糖脂抗体。在 AIDP 患者中，免疫反应直接攻击位于施万细胞表面膜或髓鞘上的抗原决定簇；而轴突型 AIDP，免疫反应则直接攻击轴突膜上的抗原决定簇。Miller Fisher 综合征中，免疫反应直接对抗 GQ1v（神经的神经节苷脂成分）。多灶性运动神经病中，50%～60% 的患者出现抗 GM1 抗体 [2]。轴突损害的检查结果提示预后不良。

电诊断学检查

电诊断学检查结果取决于自身免疫反应过程中哪种神经结构受影响最大（轴突、髓鞘），也取决于神经受累的节段。神经根常受到累及，因为主要累及神经近端，有人把该病称为多发性神经根神经病。

感觉神经传导检查

感觉神经动作电位消失或传导速度减慢，腓肠神经可以幸免。（多灶性运动神经病中，感觉检查可正常。）

运动神经传导检查

运动神经检查通常可见远端潜伏期延长，传导阻滞，神经传导速度减慢，波形离散（见第 4 章"神经传导检查"）。这些结果反映了该病多灶、广泛、片状分布的脱髓鞘结果。面神经传导的检查和瞬目反射可对脑神经病变有帮助。

晚反应

较罕见的指标是 F 波可疑诊 AIDP。因为损伤影响神经的部分而其他节段完好，因而 F 波有它独特的优点，它可检测神经的全长，把异常片段累加起来，因而，当短节段传导检测完全正常时，F 波可异常。另外，炎性神经病变起始通常在神经根，常规神经传导研究不能对根进行评估，而 F 波可对神经近端进行检测。F 波潜伏期延长或 F 波缺失可能是电生理检测的最早发现。F 波潜伏期近远端比率（肘部刺激，肘部到脊髓的传导时间 / 肘部到手部固有肌肉的时间）可能显示比率增高，提示近端较远端传导减慢（见第 4 章 "神经传导检查"）。

针极肌电图

多数 AIDP 和 CIDP 属于脱髓鞘病变，轴突损伤基本没有或极小，在针极肌电图上典型的表现就是募集减少，但没有异常的自发电位。如果出现轴突损害，患者的针极肌电图会出现轴突损害的证据，如自发电位（需在症状出现后 3 周进行电生理检查）。

小结

1. AIDP 最早的电生理改变是 F 波消失或潜伏期延长
2. 在脱髓鞘 AIDP 中可见远端潜伏期延长、神经传导阻滞、传导速度减慢和波形离散。
3. 可出现轴突退变，针极肌电图出现失神经电位。
4. 随访疾病的进展和任何相关神经病变的诊断，进行一系列的时间相关肌电图检查可帮助判断预后。

（潘华　译）

参考文献

1. Baxter R , Bakshi N , Fireman B , Lewis E , Ray P , Vellozzi C , et al. Lack of association of Guillain-Barré syndrome with vaccinations . Clin Infect Dis 2013 ; 57 (2): 197 – 204 .
2. Vernino S . Antibody testing in peripheral neuropathies . Neurol Clin 2007 ; 25 (1): 29 – 46 .

第 23 章

神经肌肉接头疾病

Lyn D. Weiss

引言

神经肌肉接头是神经末梢和骨骼肌纤维之间的中继站，乙酰胆碱（acetylcholine，ACh）是介导突触间隙的化学递质。神经肌肉接头（neuromuscular junction, NMJ）疾病可分为免疫介导性、代谢性、中毒性、先天性四大类。其中，最常见的三个疾病是重症肌无力（myasthenia gravis, MG）、Lambert-Eaton 肌无力综合征（Lambert-Eaton myasthenic syndrome，LEMS）和肉毒毒素中毒。此外，神经肌肉接头疾病也可划分为突触后膜病变（如 MG）和突触前膜病变（如 LEMS 和肉毒毒素中毒）（表 23.1）。

临床表现

神经肌肉接头疾病不累及感觉神经，无感觉症状及体征。通常近端肌肉症状重于远端肌肉，延髓支配肌肉和眼外肌亦可受累。MG 患者常主诉肌肉疲劳，休息后改善。15% 的 MG 患者伴发胸腺瘤，60%~70% 的 LEMS 患者合并副肿瘤综合征（小细胞肺癌）。肉毒毒素中毒由肉毒梭状芽孢杆菌产生的毒素引起，因其十分罕见，症状体征不在此详述。肉毒毒素阻滞突触前膜释放乙酰胆碱，产生的电生理表现与 LEMS 类似。在美国，大部分的肉毒毒素中毒病例为婴儿，是经由胃肠道感染肉毒梭状芽孢杆菌所致。伤口感染引起的肉毒毒素中毒少见。

电诊断学评估

怀疑神经肌肉接头疾病的患者，除常规神经传导检查和肌电图外，还应进行重复神经刺激（RNS）和运动试验。也可检测单纤维肌电图，但单纤维肌电图的具体检测方法不在本书的讨论范围之内。做以上检查之前，胆碱酯酶抑制剂应停药 8~24 h。

感觉神经传导检查

单纯神经肌肉接头受累，感觉神经传导测定应正常。疑诊神经肌肉接头疾病时，

表 23.1 ■ 重症肌无力（MG）与 Lambert-Eaton 肌无力综合征（LEMS）的比较

	MG	LEMS
临床		
肢体无力	近端为主	近端重，但远近端均受累
延髓肌无力	常见	少见
重复收缩	易疲劳	肌力增强
感觉	正常	可受累
反射	正常	减退，运动后增强
自主神经功能障碍	无	有
病理生理学		
病变部位	突触后膜	突触前膜
抗体	乙酰胆碱受体	电压门控钙通道
重复神经刺激		
CMAP 负波波幅	正常	降低
静息时波幅递减	病情轻者无	常见
10 s 短暂运动	如静息时有波幅递减，运动后即刻递减程度可减轻	易化，运动后即刻波幅显著增高
1 min 运动	如静息时有波幅递减，运动后即刻递减程度可减轻	无易化
运动后 2～5 min	运动后耗竭	运动后耗竭
针极肌电图		
纤颤电位	罕见，除非严重病例	罕见，除非严重病例
MUAP	多变（相对较重）	多变（相对较轻）
	偶合并肌源性损害	偶合并肌源性损害

神经感觉传导测定证实感觉神经正常很重要。

运动神经传导检查

　　神经肌肉接头疾病不累及髓鞘，因而运动神经传导测定的潜伏期和传导速度正常。MG 患者，运动神经波幅多正常。LEMS 患者，复合肌肉动作电位（CMAP）的负波波幅常常很低，约为正常的 10%。

重复神经刺激

　　近端运动神经和远端运动神经都应进行 RNS 检查。远端肌肉的检测在技术操作上相对容易，但近端肌肉更易发现异常。检测时注意肢体固定和保温，上肢温度应维持在 32℃，下肢温度应维持在 30℃。

　　RNS 检测应用超强刺激，以 3 Hz 的频率刺激神经 5 次。在正常肌肉，由第 1 次刺激到第 5 次刺激所得到的 CMAP 波幅无递减或仅有轻微递减。超过 10% 的递减被认为变化有意义，为异常，结合临床可提示 MG（图 23.1）。

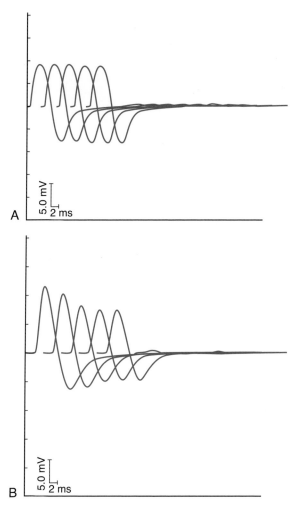

图 23.1　（A）正常 RNS；（B）由第 1 次到第 5 次刺激可见波幅递减

运动试验

疑诊神经肌肉接头疾病的患者，进行运动试验很重要，即在保持最大肌肉收缩 10 s 后立即重复 RNS 检测以寻找激活后易化，然后在 3～4 min 内每分钟重复一次 RNS 以寻找激活后耗竭。运动试验可通过最大力收缩肌肉而进行，也可使用 50 Hz 的频率刺激神经及相应肌肉而完成。LEMS 患者，尽管 CMAP 负波波幅非常低，但因钙内流促进突触前膜递质释放，存在显著的激活后增强，运动后即刻 RNS 所得 CMAP 波幅可较运动前增高 200% 以上。MG 患者，即使静息时 RNS 未见异常，由于运动后耗竭，运动后 RNS 也有可能出现 CMAP 波幅递减。

晚反应

F 波和 H 反射等晚反应，因不能为神经肌肉接头疾病的诊断提供额外信息，可不做。

针极肌电图

无力的肌肉应行针极肌电图检测，其运动单位动作电位（MUAP）可能显示诸如不稳定（MUAP 形态改变）等异常。为追踪单个运动单位的稳定性，需要用到触发和延迟功能（见第 3 章"仪器设备"）。神经肌肉接头疾病患者 MUAP 的不稳定来源于个体肌纤维的阻滞，由此可导致短时限、低波幅的 MUAP，易与肌病相混淆。除肉毒毒素中毒外，神经肌肉接头疾病罕见异常自发电位。

小结

1. 神经肌肉接头疾病不累及感觉神经纤维，感觉神经动作电位正常。
2. 因髓鞘不受累，运动神经传导测定显示运动潜伏期和传导速度正常。除 LEMS 患者负波波幅非常低外，其他神经肌肉接头疾病的 CMAP 波幅通常正常。
3. RNS：超过 10% 的 CMAP 波幅递减为异常。
4. LEMS 患者可见激活后易化，即最大力肌肉收缩后 CMAP 波幅显著增高。疑似 MG 而 RNS 正常的患者也应行运动试验，于运动后即刻，然后每间隔 1 min 重复 RNS，以观察是否存在异常的波幅递减（运动后耗竭现象）。
5. 近端和远端肌肉的针极肌电图可显示 MUAP 不稳定，而募集正常。

（翦凡　译）

第 24 章

如何书写报告

Lyn D. Weiss

电生理检查报告的书写是关键的一步。一份有价值的报告能将你的检查所见提供给医生，并帮助医生确定患者下一步的检查项目或治疗方案。报告可用作某些情况索赔的凭证，甚至可能成为司法证据，具有法律效应。当然，医疗保险报销或是第三方付款报销时它也是必需的材料。大多数报告包含以下内容：

1. 患者姓名、身份证号码（经同意）、检查时间、执行检查的医生及首诊医生等。
2. 病史（包括要求行电生理检查的原因或临床提出的相关问题）、体格检查（包括逐步的神经系统定位）。
3. 检测结果列表，内容包括神经检测的追踪。有些患者需要复查，通过追踪观察或动态比较，发现电生理的变化是改善还是恶化。
4. 结果，与临床相关的检测结果应加以讨论，尤其是神经或肌肉检测时的异常发现。
5. 结论，通过结论回答临床提出电生理检查时的问题（如疑似诊断的病例是否可以确诊？），并给出最后的电生理诊断。

检测结果

所检测的每条运动神经的潜伏期、波幅（和 / 或曲线下面积）及传导速度，仪器自动记录并生成表格数据。表格数据是报告的一部分，具体数值没有必要在报告中一一描述。表格输出时会显示所检神经的名称、种类及正常值，标记出神经的潜伏期、传导速度、波幅是增加、减少还是正常。如果出现异常，通常标记为增加或减少。举个实例：当所测数值远远超出了正常范围（如正中神经末端运动潜伏期延长到 8.2 ms 或波幅下降 80%），这个异常结果就应该在报告中特别指出，供临床参考。

所检测的每条感觉神经的波幅、末端潜伏期或传导速度，仪器也会自动记录下来。如果是表格输出，数据无需再列出来，如果出现异常则应该标记，可报告为增加或减少。感觉传导速度基于潜伏期和准确距离的测定，精确测量刺激电极到记录电极间的距离很重要，测量潜伏期时还应注意是起始潜伏期还是峰潜伏期。

肌电图结果

肌电图（EMG）报告包括以下几方面：插入电位、静息时有无自发电位、运动单位动作电位（MUAP）和募集。

插入电位

插入电位是针电极插入肌纤维及在肌纤维内移动过程中机械性去极化而产生的电位。正常的插入电位在针停止移动后几乎立即停止；插入电位增加是指可短暂地出现纤颤电位（Fib）或正锐波（PSW），但持续时间短。（如果确定存在纤颤电位或正锐波，持续时间应超过 0.5～1 s）。这个判定会存在主观因素，因此，其准确性依赖于电生理医师的经验。肌强直放电或其他异常电活动也可以在插入电活动中出现。

自发电位

在肌肉静止期，针电极可能记录到多种电活动。这些电活动（及其意义）详细的描述见本书第 5 章"肌电图学"（表 24.1）。

运动单位动作电位

MUAP 根据波的形态分为正常波形或异常波形（外观）。如果波形不正常，应查找导致异常的原因，异常描述应包括时限、多相波和（或）波幅。

运动单位募集

应该关注运动单位募集的异常。例如，若运动单位出现问题可能导致剩余的少

表 24.1 ■ 自发活动的类型

- 规律发放
  - 纤颤电位和正锐波
  - 复杂重复放电 (CRD)
  - 肌强直
- 不规则 (随机变化)
  - 终板电位
  - 肌束震颤电位
- 半节律电位
  - 运动单位 (主动收缩)
- 爆发
  - 肌颤搐放电
  - 痉挛和震颤

部分运动单位以较高的频率发放。应注意到这种异常（募集减少或发放频率增加）。

表 24.2 总结了神经传导检查 / 肌电图检查（NCS/EMG）结果中募集相的异常情况。

结论

当你为患者进行了全面的电生理检查后，需要将检查结果转达给医生。肌电图报告中的结论是对检测所见的总结。相关的阴性结果也很重要。例如，临床医生拟诊为腕管综合征，检查时没有发现腕管综合征的证据，电生理支持 C6 神经根病。在报告中你要注明没有腕管综合征的证据（阴性结果），而是发现 C6 颈神经根病的电生理证据（阳性结果）。（术语"电诊断循证医学"是很重要的，尽管可能有某些疾病的临床体征，但你的结论应该依据电生理检查来报告）。

可能的治疗和干预建议可以写在报告中，这些建议仅供临床医师参考和补充。如果需要进一步复查以判断预后，需要在报告的结论中说明。

报告模板（图 24.1）举例说明了电诊断检查报告如何书写。

报告模板

××大学医学中心
物理治疗与康复科
××市　××州
(516)123-4567

姓名：玛丽·史密斯
病历号：1234567
电生理医师：琼斯博士

出生日期：2/1/54
性别：女性

主治医师：××
住院医师：××
检查日期：••/••/20••

患者病史：

••岁女性，主诉晨起时右手第 1～3 指刺痛 2～3 个月。既往史：3 年前有外伤史，车祸撞伤导致颈部损伤，住院当日出院。外伤治疗时，除了非处方的止痛药和阿托伐他汀药物降低胆固醇，医嘱显示无需外伤相关药物治疗。右利手，家庭主妇。临床医生初诊为腕管综合征，申请肌电图检查以进一步确诊。

体格检查：

查体发现，患者无自觉不适，没有急病面容，时间、地点和人物定向力好。双侧大鱼际、小鱼际肌未见萎缩。双上肢运动自如，右手握力 4/5 级，其余上肢各肌肉力量 5/5 级。右手腕部 Tinel 征阴性。右手屈腕（Phalen）试验阳性。颈部检查有轻微的双侧脊旁肌痉挛。双侧椎间孔挤压试验（Spurling 试验）阴性。

图 24.1　报告模板

报告模板（续）

电诊断检查结果

运动神经

部位	神经	潜伏期 (ms)	潜伏期正常值 (ms)	波幅 (mV)	波幅正常值 (mV)	节段名称	距离 (cm)	传导速度 (m/s)	传导速度正常值 (m/s)
左侧正中神经（拇短展肌）									
手腕		3.36	<4.2	10.43	>4.0	肘-腕	18.5	52.56	>50.0
肘部		6.88		11.00	>4.0				
右侧正中神经（拇短展肌）									
手腕		4.61	<4.2	12.00	>4.0	肘-腕	16	46.51	>50.0
肘部		8.05		12.34	>4.0				
左侧尺神经（小指展肌）									
手腕		2.81	<3.4	9.19	>4.0	肘下-腕	15	64.10	>50.0
肘部下		5.16		6.02	>4.0	肘上-肘下	12	85.11	>50.0
肘部上		6.56		9.89	>4.0				
右侧尺神经（小指展肌）									
手腕		3.13	<3.4	8.68	>4.0	肘下-腕	15.5	62.00	>50.0
肘部下		5.63		10.11	>4.0	肘上-肘下	12	66.67	>50.0
肘部上		7.42		9.8	>4.0				

图 24.1 （续）

报告模板（续）

感觉神经

部位	神经	潜伏期 (ms)	潜伏期正常值 (ms)	波幅 (μV)	波幅正常值 (μV)	节段名称	距离 (cm)	传导速度 (m/s)	传导速度正常值 (m/s)
左侧正中神经感觉 D2（第 2 指）									
掌正中	正中神经	0.91		50.21	>20.0	掌正中 - 第 2 指	6	65.93	>45.0
腕		2.28		38.2	>20.0	腕 - 第 2 指	12	52.63	>44.0
右侧正中神经感觉 D2（第 2 指）									
掌正中	正中神经	0.88		43.01	>20.0	掌正中 - 第 2 指	6	68.18	>45.0
腕		3.09		18.34	>20.0	腕 - 第 2 指	12	38.83	>44.0
左侧尺神经感觉（第 5 指）									
腕		2.34		23.53	>18.0	腕 - 第 5 指	14	59.83	
右侧尺神经感觉（第 5 指）									
腕		2.47		24.52	>18.0	腕 - 第 5 指	14	56.68	

肌电图

侧	肌肉	神经	根	插入活动	正锐波	纤颤电位	波幅	多相波	肌束震颤	募集	患者合作情况	评价
右侧	拇短展肌	正中神经	C8～T1	正常	0	0	正常	0	0	正常	正常	
右侧	第一背侧骨间肌	尺神经	C8～T1	正常	0	0	正常	0	0	正常	正常	
右侧	颈 6 脊旁肌	分支	C6	正常	0	0	正常	0	0	正常	正常	
右侧	颈 7 脊旁肌	分支	C7	正常	0	0	正常	0	0	正常	正常	

图 24.1　（续）

电诊断检查评价：

进行了双侧的正中神经和尺神经运动及感觉的神经传导检查。右侧正中神经复合肌肉动作电位（CMAP）显示远端潜伏期延长，波幅和传导速度正常。左侧正中神经和双侧尺神经 CMAP 提示远端潜伏期、波幅和传导速度均正常。

报告模板（续）

右侧正中神经感觉神经动作电位 (SNAP) 提示跨腕部传导速度减慢，波幅下降。左侧正中神经和双侧尺神经 SNAP 提示波幅和传导速度正常。

应用单极针 EMG 对右颈部脊旁肌，右拇短展肌，第一背侧骨间肌进行了检查。上述肌肉的 EMG 显示插入活动正常，静息时未见自发性电活动，运动单位动作电位形态及募集正常。

印象：

电诊断学检查提示：右侧正中神经跨腕部出现脱髓鞘改变，累及运动及感觉神经纤维。右侧正中神经支配的拇短展肌无失神经支配证据。这符合轻到中度腕管综合征诊断。

_____

签名：×× MD

住院医师

我和 ×× 住院医师完成了这个检查，同意上面的解释和结论。

_____

签名：×× MD

主治医师

图 24.1（续）

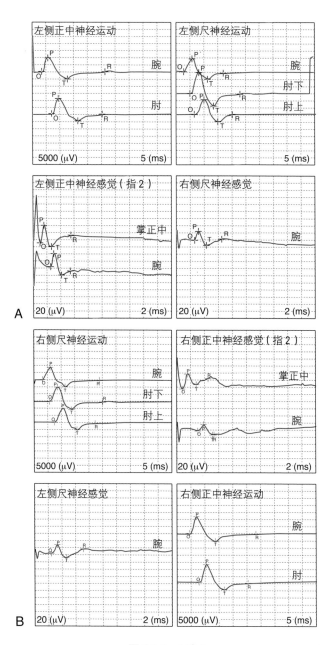

图 24.1 （续）

表 24.2 ■ EMG /NCS 报告

运动神经

A. 潜伏期

B. 波幅

C. 传导速度

感觉神经

A. 波幅

B. 传导速度或远端潜伏期

针极检查

A. 插入活动

增加（肌肉失神经，肌强直放电）

减少（萎缩）

正常

B. 自发电活动

纤颤电位

正锐波

肌强直放电

复杂重复放电（CRD）

肌束震颤

肌颤搐放电

痛性疼挛

神经性肌强直放电

震颤

多束颤电位

C. MUAP 形态

时限

多相波

波幅

D. 募集

发放频率增加（募集减少）

早募集

正常募集

（潘华　杨硕　译）

第 25 章

正常值表

Lyn D. Weiss

应该注意，每一个电诊断学检查室都应该建立自己的正常值标准。下面表格中的正常值可以作为参考。

表 25.1 ■ 上肢 - 运动

神经	活动电极	刺激部位	从活动电极到第一个刺激部位的距离 (cm)	潜伏期 (ms)	波幅* (mV)	节段名称	速度 (m/s)
正中神经	拇短展肌	腕	8	<4.2	>4.0	肘 - 腕	>50
		肘	TBD†		>4.0		
尺神经	小指展肌	腕	8	<3.4	>4.0		
		肘下 (BE)	TBD†		>4.0	BE- 腕	>50
		肘上 (AE)	TBD†		>4.0	AE-BE	>50
桡神经	示指固有伸肌（EIP）	前臂	4	<2.9	>3.0	AE-EIP	>50
		Erb 点	TBD†			Erb 点 -AE	>55

注意：皮肤温度应保持在 32℃，距离可能需要根据神经走行情况进行修正。
* 两侧波幅的差异>50% 为有意义，或从远端到近端波幅降低>20% 为有意义。
† TBD= 距离由表面测量确定

表 25.2 ■ 上肢 - 感觉

神经	活动电极	刺激部位	距离 (cm)	潜伏期 (ms)	波幅 (μV)	节段名称	速度 (m/s)
正中神经	第二指	掌中部	7	<1.9	>20	掌中部 - 第二指	>45
		腕部	14（从掌部为 7）	<3.5	>20	腕 - 掌中部	>45
尺神经	第五指	腕部	14	<3.1	>18	腕 - 第五指	>44
桡神经	第一指	腕部	10		>10		

注意：皮肤温度应保持在 32℃

表 25.3 ■ 下肢 – 运动

神经	活动电极	刺激部位	距离 (cm)	潜伏期 (ms)	波幅 (mV)	节段名称	速度 (m/s)
腓神经	趾短伸肌	踝					
		腓骨头	8	<5.5	>2.5	腓骨头 - 踝	>40
		腘窝				腘窝 - 腓骨头	>40
胫神经							
足底内侧神经	姆展肌	踝 膝	10	<6.0	>3.0	膝 - 踝	>40
足底外侧神经	小趾展肌	踝	10	<6.0	>3.0		

注意：皮肤温度应保持在 30℃。与手部一样，距离可能需要根据神经走行情况进行修正

表 25.4 ■ 下肢 – 感觉

神经	活动电极	刺激部位	距离 (cm)	潜伏期 (ms)	波幅 (μV)	节段名称	速度 (m/s)
腓肠神经	踝部外侧	腓肠肌	14	<3.8	>10	腓肠肌 - 踝外侧	>36
股外侧皮神经	髂前上棘(ASIS) 内侧 1 cm	大腿前部	12 ~ 16	2.6 ± 0.2	10 ~ 25	ASIS- 大腿前部	>44
腓浅神经	踝前到踝外侧	腓肠肌前外侧	14	3.4 ± 0.4	18.3 ± 8.0	踝外侧 - 腓肠肌	51.2 ± 5.7

注意：皮肤温度应保持在 30℃

表 25.5 ■ H- 反射（见表 4.1 H- 反射正常值）

部位	活动电极	潜伏期（ms）	刺激部位
腓肠肌 - 比目鱼肌内侧	从腘窝皱褶中间到内踝近端	28.0 ~ 35.0	在腘窝（阴极近端）使用次强刺激

注：皮肤温度应保持在 30℃

表 25.6 ■ F- 波和 F- 比率（上肢）

运动神经	活动电极	F- 潜伏期（ms）	F- 比率[*]
正中神经	拇短展肌	腕 29.1 ± 2.3 肘 24.8 ± 2.0 腋 21.7 ± 2.8	0.7＜F＜1.3
尺神经	小指展肌	腕 30.5 ± 3.0 BE 26.0 ± 2.0 AE 23.5 ± 2.0 腋 11.2 ± 1.0	0.7＜F＜1.3
腓神经	趾短伸肌	踝 51.3 ± 4.7 膝 42.7 ± 4.0	0.7＜F＜1.3
胫神经	踇展肌	踝 52.3 ± 4.3 膝 43.5 ± 3.4	0.7＜F＜1.3

[*]F 比率 $= \dfrac{(F-M-1)}{2M}$（在肘或膝部刺激测定）

此处，F =F- 波的潜伏期，M =M- 波的潜伏期

表 25.7 ■ 显著性差异（侧间差，神经间差）

正中神经 - 尺神经远端运动潜伏期	＞1 ms	考虑腕管综合征
正中 - 尺神经远端感觉潜伏期	＞0.5 ms	考虑腕管综合征
综合感觉指数（CSI）[*]	＞0.9 ms	考虑腕管综合征
H 反射侧间差异	＞1.5 ms	考虑 S1 神经根病
近端 - 远端运动波幅下降	＞20%	考虑传导阻滞或异常神经支配
CMAP 或 SNAP 波幅侧间差	＞50%	考虑轴突损害

* 合计正中神经和尺神经逆向感觉传导起始距环指 14 cm 处刺激的差异 + 正中神经和桡神经逆向感觉传导起始距拇指 10 cm 处刺激的差异 + 正中神经和尺神经顺向感觉传导腕部起始距掌正中 8cm 刺激的差异

（隗冬梅　杨硕　译）

第 26 章

费用支付

Jay M. Weiss

　　本章是为电诊断学检查的付款问题提供指南。这方面的所有问题很难用几页纸充分准确地讲清楚。要讨论付款问题，必须要定义"编码"和"记账"这两个名词。有些书籍和杂志专门对该问题进行了论述。编码是将诊断以及相关程序转换为数字代码的过程，而记账则是把正确的诊断和相关操作代码转给付款者的过程。重要的是要注意，正确记录的医疗文件是编码和计费的重要组成部分。你的医疗记录和报告必须支持你对诊断和程序代码的选择。

　　电诊断学检查是一个复杂的、耗时的检查，需要对获得的资料做出合适的解释，并不断地重新评价和校正所检查的神经和肌肉。它还需要高度专业化的计算机设备和具备相关技术知识的专家。因此，恰当的付款需要一定的技术水平、技巧、训练、知识、时间和设备。

　　电诊断学检查是神经系统体格检查的延伸。对于检查者来讲，询问病史和体格检查是电诊断学检查必不可少的一部分。如果对这种检查予以实施并认真记录的话，就可以恰如其分地对电诊断学检查进行正确的评价，并在编码的指导下进行记账。这就要求诊所看病所述与咨询所用编码要相同。通常采用编码 99202-99205（初次诊所看病）或 99242-99244（用于咨询）代码。应该指出，医疗保险不再接受 99242-99245 编码（咨询编码），在这种情况下，诊所看病使用编码应为 99202-99205。

　　讨论记账之前，我们必须要先解决编码问题。大多数保险公司和医疗保险运营商要求提供所有检查的细则列表，并以数字编码的形式提供诊断内容，因为计算机更容易处理这些编码（而不是叙述性的描述）。正确编码的重要性再怎么强调也不为过。保险公司将会根据所使用的诊断编码来决定拒绝还是接受为电诊断学检查付款。一些诊断编码可以配合临床图片。有用于肢体疼痛或麻木的一般性编码和用于嵌压性神经病或神经根病的更专业的编码。例如，有颈部疼痛和神经根病的临床证据，此时使用神经根病的编码比使用颈部疼痛的编码更好，因为一般的颈部疼痛可能需要或不需要进行电诊断学检查，但是神经根病更需要电诊断学检查，因此你应选择更为合理的编码，有时也可能不止一种。

这些编码来源于何处?

　　过去的几年中可以看到电诊断学编码有很大的变动。在大多数情况下，现在所行

209

表 26.1 ■ 电诊断医学现行程序术语（CPT®）的编码[1]

95885	针极肌电图，每个肢体包括相对应的椎旁区域，行神经传导、波幅和潜伏期／速度检查；有限的
95886	针极肌电图，每个肢体包括相对应的椎旁区域，行神经传导、波幅和潜伏期／速度检查；完全的，5 块或 5 块以上肌肉的检查，由 3 个或更多神经或 4 个或更多脊髓水平的神经支配
95887	针极肌电图，非肢体肌肉（脑神经或脊旁肌），神经传导、波幅和潜伏期／速度检查

神经传导检查

95907	1 ~ 2 个神经传导检查
95908	3 ~ 4 个神经传导检查
95909	5 ~ 6 个神经传导检查
95910	7 ~ 8 个神经传导检查
95911	9 ~ 10 个神经传导检查
95912	11 ~ 12 个神经传导检查
95913	13 或 13 个以上的神经传导检查

肌电图检查（EMG）仅使用几年前相同检查的少量编码。在这一章中，所有运用的编码都是已公布的编码，但是随着时间的推移，现在所使用的编码也可以改变。因此，要求在职医生和其他医疗保健专业人士知晓最新的被认可的编码和计费方式。

很多书籍和参考文献中会涉及到诊断代码 ICD-10 编码（世界卫生组织颁布的第 10 版《国际疾病分类》）。截至撰写本章时，ICD-10 仍未被实施，而 ICD-9 仍在使用中，2015 年预期将逐渐使用 ICD-10 编码。大多数医院也有专家向工作人员提供培训来指导其如何正确使用这些编码。关于程序编码，有一个名为 *the Current Procedural Terminology*（CPT）的参考手册，每年由美国医学会（AMA）出版，这个参考手册较为准确地描述了编码的程序。常用电诊断的编码见表 26.1。AMA 的 CPT 手册中编码经常被剔除、修正和（或）创建新。作为一个实际问题，一些保险公司或系统可能无法识别所有当前的代码；一些可能使用被剔除的编码。特定的情况下，有必要和付款人讨论个人病症的编码问题，以找到最可能接受的编码。

应用程序编码

根据目前的规定，当进行神经计费时，临床医生必须计算出神经检查数目，并将这一数目转换为编码。不同的神经检查编码代表不同的检查神经数目。记账时，一个神经检查编码只能应用一次。

同一神经的多个刺激部位都是一根神经检查包括的全部内容，应该仅编码一次。换句话说，电极位于拇短展肌上，刺激电极位于腕部、肘部、腋窝和 Erb 点，进行正中神经运动检查，则仅记为一根神经检查。F 波不能分开记账，运动神经检查有或无 F 波都是一项检查。H 反射不再作为独立的编码，但每个 H 反射可作为一根神经检查。因此，如果进行左、右侧的 H 反射检查，这样就算两根神经检查，并相应增加运动和感觉神经检查的总数量。

例如，双上肢正中神经、尺神经运动和感觉神经检查加起来共有 8 根神经，不论是否检查 F 波。另外一个例子，右侧腓神经在脚踝和腓骨小头刺激，连同在脚踝和腘窝处刺激右胫神经运动纤维检查，算做 2 根神经检查。连同双侧腓肠神经检查加上双侧 H 反射，总共算做 6 根神经检查，并将其正确编码为 95909。所行神经检查的总数将转换成编码。

同时进行 EMG 检查和神经传导速度检查时，以前所使用的肌电图编码 95860、95861、95863、95864 已主要被 95886 和 95887 这两个编码所替代。编码 95886 代表较为全面的肢体的电诊断检查。它被定义为：

肢体神经传导，波幅和潜伏期 / 速度检查，由 3 根或 3 根以上的神经、或 4 个或 4 个以上脊髓水平支配的 5 块或以上肌肉，包括椎旁区域的针极肌电图。

编码 95886 可以多次应用于记账。如果一个肢体上进行有限的肌电图检查（小于 5 块肌肉），它是 95885。编码 95886 和 95885 可以应用多次，这取决于被检查肢体的数目。如果同一个患者一侧肢体进行了完整的检查，另一肢体进行部分检查，那么编码 95886 和 95885 可以同时用于记账。但是仅检查一侧肢体时，它们不能被同时用于记账。

还有一些为非肢体肌肉记账的新编码，比如颅面部肌肉。代码 95887 定义为：

非肢体肌肉（脑神经或脊旁肌支配）的神经传导，波幅和潜伏期 / 速度以及针极肌电图检查。

大多数承保公司许可和鼓励提交电子版本。在这些情况下，你的诊断和程序编码是承保公司收到的来自于你的唯一信息。一些承保公司可能会要求附加文档。在其他情况下，承保公司可能没有意识到一个编码（举例说明 95886）可以被多次记账，所以他们只赔付一项检查。回顾一个代码被拒绝付款的解释是"重复检查"或"已付过账"。在这种情况下，需要发送你的报告连同 CPT 页副本，注明编码是指哪根神经。你需要告诉承保公司或理赔员关于编码的定义。

虽然决定患者检查费用的是医师的决策，在许多情况下（包括医疗保险和管理计划），医生同意接受预定的费用表。在工伤赔偿和机动车交通事故中，大多数州有固定的收费表。执业医师应知道目前在其执业地区所采用的检查费用。在某些情况下（如某些州的工伤赔偿），旧的收费标准仍在使用。在这种情况下，医疗保险和商业保险可能不使用编码。

谁能进行电诊断学检查？

这本书中其他章节已对电诊断学检查进行了详细讨论。在付款方面，重要的是要注意针极 EMG 检查是一种根据临床状态进行的个体化动态检查。50 个州都有各自的许可证和实践标准范围。本文的作者认为可以接受 AANEM（美国神经肌肉和电诊断医学学会）的观点，各个州的法律法规应当将针极肌电图定义为临床医疗，以保证患者在接受这些检查后得到合适的治疗。AANEM 的立场是，电诊断评估应该由临床医生进行，尤其是神经科医师或物理治疗医师，他们曾接受神经肌肉疾病诊断和治疗的特殊训练，并能应用特定的神经电生理技术对这些疾病进行研究[2]。EMG 检查中，不同的肌肉是否会被检查，主要依赖于检查的目的。诊断不断地被修改，并在已得到结果的基础上再次检查。因此，可以改变检查以证实或排除先前的诊断。

相对于针极肌电图，在医生的监督下，技师可以执行神经传导检查。然而，重要的是，作为医师必须根据具体的临床情况指导检查的设计（神经的选择），并最后负责解释和分析结果。肌电图检查者和技师都应该认识到引起错误结果的常见技术因素。

一般情况下，EMG 资料不能单独做出诊断和解释，需要与其他检查相结合，如脊髓 MRI。在这一点上，EMG 与其他诊断性检查不同。它与体格检查最相似，后者唯一的记录数据是由医生独立完成的。因此，任何电诊断学检查的有效性完全取决于知识、经验和电生理医师所报告的数据完整性。

过度检查

电诊断学检查是一个昂贵的检查，但又存在使用过多和使用不当的问题。在不当使用和过度使用的情况下，这些检查的费用可能受到详细的审查。最终，会导致保险公司拒绝或部分拒绝为检查付款。因此，要确保电诊断学检查有针对性地用于临床，是非常重要的。

"足够"数量的神经传导检查和针电极检查可以确保最大程度的准确性而无过度的检查或无意义的花费。肢体肌电图检查应充分确认诊断或者推翻诊断。在绝大多数情况下，肌电图应包括症状最明显的肌肉或肌群（通常是最无力的肌肉）。如果有症状的肢体肌电图是正常的，无需检查无症状的肢体。

应进行神经检查以获取特定的信息。一般来说，1 个或 2 个运动和感觉神经检查（在三个肢体上）就足够来排除全身性的周围神经病变。此外，特定的神经检查可能有助于评估周围神经嵌压与近端损害。在考虑诊断为神经根性撕脱时，感觉神经的检查是至关重要的。所有病例进行神经检查的原因都应基于患者的临床情况。

同行审核程序

如果存在关于电诊断学检查适用性方面的问题，美国神经肌肉和电诊断医学学会（AANEM）推荐使用同行审核程序。一个经过电诊断学训练的医师在进行电诊断学检查时应该执行同行审核程序。这类医生都是神经内科医师或是理疗科医师。这些专科医师最适合从事肌电图检查，他们可以在临床工作中应用同样的标准。ABEM 的指南对检查神经的数量提出了建议，该建议适用于 90% 以上特定诊断的检查。超过这些数量的检查则启动同行审核程序或其他考核（表 26.2）。

表 26.2 ■ 大多数情况下，神经检查的最大数量（选择普通的条件下，基于 AANEM 指南）

适应证	运动传导	感觉传导	H 反射
腕管（单侧）	3	4	N/A
腕管（双侧）	4	6	N/A
神经根病	3	2	2
单神经病	3	3	2
多神经病 / 多发性单神经病	4	4	N/A

　　尽管实际的电诊断学检查不会为了证实或者推翻诊断而进行审核，在某些情况下审核电诊断学报告可能有一定帮助。通过这种审核能够明确是否存在检查指征，可能发现设计不当之处。这包括检查太局限、不适合临床情况的要求或者所选择肌肉的数量不够。这种审核还能够发现这些资料是否支持结论。

小结

　　仅做一名合格的电诊断学检查工作者是不够的，必须进行恰如其分的诊断和程序编码才能获得检查付款。检查项目应与临床情况一致且适度，不能过度。操作规程和适应证应该有足够的证明资料。只有满足了这些标准，才最有可能得到检查付款。

（隗冬梅　王晓杰　潘华　译）

参考文献

1. Current Procedural Terminology, CPT . Chicago : AMA Press ; 2013 .
2. AANEM Recommended Policy for Electrodiagnostic Medicine, Updated on 8/30/2014 . < https:// aanem. org/getmedia/4eb449e2-c705-45b7-a5df-7cf024bb4b74/2014-Recommended_Policy_EDX_ Medicine _.pdf.aspx >
3. AANEM Position Statement: Who Is Qualifi ed To Practice Electrodiagnostic Medicine? Updated and re-approved 2012 . < https://aanem.org/getmedia/f96400ac-6534-4f9f-bddc-21231e241e0c/who_is _ qualifi ed.PDF.aspx >

肌电图（EMG）常用术语表

动作电位（action potential）：沿轴突或肌膜传导的电位。

动作电位波形（action potential morphology）：刺激神经后从神经或肌肉上记录到的肉眼可见的（显示在屏幕上）的图形，通常称为波形。

波幅（amplitude）：动作电位的最大高度（可以测量基线到波峰，或波峰到波谷），运动神经波幅测量使用毫伏（mV），感觉神经波幅测量使用微伏（μV）。

逆向刺激（antidromic）：电冲动与生理传导方向相反（如，刺激运动神经电冲动朝向脊髓而背离所记录的肌肉，或感觉检查记录点在刺激点的远端）。

轴突断伤（axonotmesis）：神经轴突损伤但没有伤及支撑的结缔组织。轴突损伤后导致神经远端出现 Wallerian 变性。

复合肌肉动作电位（compound muscle action potential，CMAP）：刺激神经后，在该神经支配的肌肉上记录到的肌纤维动作电位的总和。

传导阻滞（conduction block）：动作电位不能通过损伤区域继续传导，通常是由于局部脱髓鞘所致。

传导速度（conduction velocity）：测量的是动作电位中传导速度最快的纤维（即运动传导速度或感觉传导速度）。

电诊断检查（electrodiagnostic studies）：包括很多检查项目 [如神经传导检查（NCS）和肌电图检查（EMG）]，是对神经和（或）肌肉生理功能的评价。

束颤电位（fasciculation potential）：源于神经的自发电位，是单个运动单位的自发的不自主的放电。

纤颤电位（fibrillation potential，fib）：静息时针极肌电图检测到的自发电位，双相，起始正向偏斜，起源于肌纤维。

频率（frequency）：每秒发放次数（一般简称赫兹或 Hz）。

F- 波（F-wave）：超强逆向电刺激运动神经引出的一个复合肌肉动作电位。通常，它只代表一小部分被激活的纤维，且波幅明显低于 M 波。

H- 反射（H-reflex）：顺向刺激感觉纤维和顺向激活运动纤维诱发出的复合肌肉动作电位。电位由次强刺激诱发，超强刺激时消失。在正常成人，仅在腓肠 - 比目鱼肌和桡侧腕屈肌可以引出。H 反射被认为是单突触或寡突触脊髓反射（Hoffmann 反射）。

插入电位（insertional activity）：当针电极刺破肌膜时产生电活动，停止动针电活动消失。

潜伏期（latency）：刺激到反应起始点（波形离开基线）的时间间隔。

晚反应（late response）：潜伏期长于 M 波的诱发电位，包括 H 反射和 F 波。

微小终板电位（miniature endplate potential）：轴突终端突触前膜释放一个量子的乙酰胆碱所产生的动作电位。

运动点（motor point）：神经进入肌肉的区域（终板带）。

运动单位（motor unit）：包括前角细胞及其轴突、神经肌肉接头和轴突支配的所有肌纤维。

运动单位动作电位（motor unit action potential, MUAP)：运动单位动作电位是与单个运动单位发放相关的电活动。它代表某一轴突支配的肌纤维的电活动总和。

M 波（M-wave）：刺激运动神经诱发出的肌肉动作电位。

肌颤搐放电（myokymic discharge）：运动单位动作电位重复放电（通常描述为"士兵行进"的声音）。

肌病性募集（myopathic recruitment）：随着收缩力量的增加，运动单位动作电位早募集（数目增加），常见于肌病（典型的表现是运动单位波幅减低）。

肌强直放电（myotonic discharge）：波幅和频率可增大和减小的高频放电（有时也称为"轰炸机"声音）。

神经传导检查（nerve conduction studies, NCS)：通过电刺激评价神经功能。

神经失用（neurapraxia）：出现传导阻滞但轴突保持完整的损伤。

神经断伤（neurotmesis）：神经完全损伤（如横切），包括髓鞘、轴突和所有支持结构。

顺向刺激（orthodromic）：电冲动方向与正常的生理传导方向一致（如，刺激运动神经时朝向肌肉而远离脊髓，或刺激感觉神经时冲动记录点在刺激点的近端）。

正锐波（positive sharp wave, PSW）：静息时肌电图上主要出现的单时相自发电位，起始正向偏斜，有典型的"V"字型特征。起源于肌纤维。

募集（recruitment）：随着肌肉主动收缩的增加，运动单位顺序增加的过程。

感觉神经动作电位（sensory nerve action potential, SNAP）：刺激感觉神经，并在同一神经上记录到的动作电位总和。

刺激（stimulus）：使神经去极化并出现动作电位，刺激可以是超强或次强。

次强刺激（submaximal stimulus）：电刺激靶神经引起部分而非全部神经纤维放电。增加刺激强度会使 CMAP 或 SNAP 波形有所改变。

超强刺激（supramaximal stimulus）：电刺激靶神经引起全部神经纤维放电，再增加刺激强度时所见的 CMAP 或 SNAP 波形无改变，此时的刺激称为超强刺激。

波形离散（temporal dispersion）：参与形成动作电位的单个纤维传导速度差异较大造成的长时限、低波幅的动作电位。

（潘华　董培　译）

表 4.3 的图
（神经传导检查设定）

刺激部位一旦确定，阴极的位置随着确定，阳极通常放在阴极的近端。但对晚反应（F 波和 H 反射）而言，阴极放在近端，阳极放在远端。

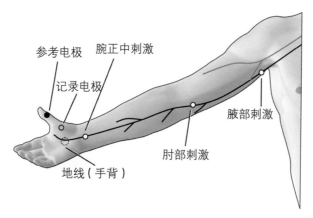

参考电极
腕正中刺激
记录电极
腋部刺激
肘部刺激
地线（手背）

图 A1.1 正中神经 - 运动

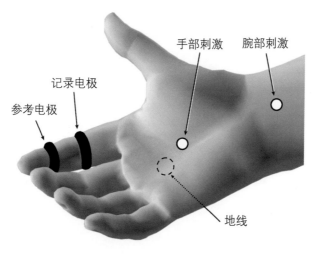

手部刺激
腕部刺激
记录电极
参考电极
地线

图 A1.2 正中神经 - 感觉（逆向）

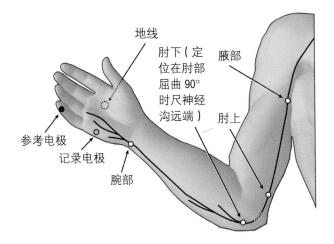

图 A1.3 尺神经 - 运动

地线

肘下（定位在肘部屈曲 90° 时尺神经沟远端）

腋部

肘上

参考电极

记录电极

腕部

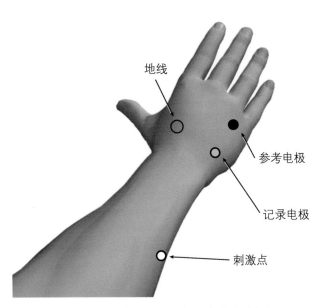

图 A1.4 尺神经背侧皮支 - 感觉（顺向）

地线

参考电极

记录电极

刺激点

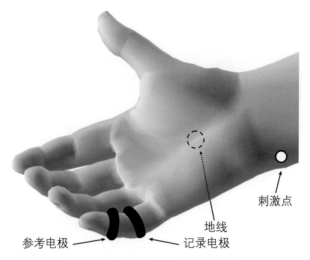

图 A1.5　尺神经 - 感觉（逆向）

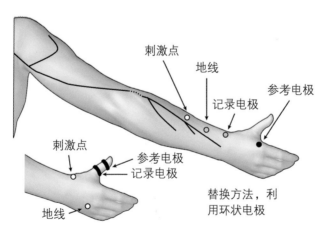

图 A1.6　桡神经 - 感觉（逆向）

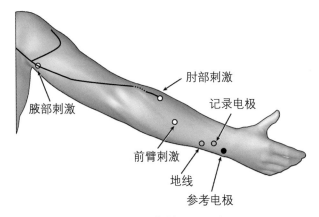

图 A1.7 桡神经 - 运动

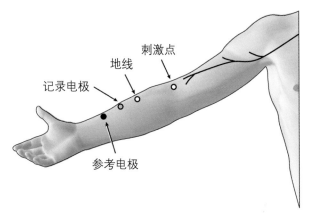

图 A1.8 前臂外侧皮神经 - 感觉（逆向），来自于肌皮神经的感觉分支

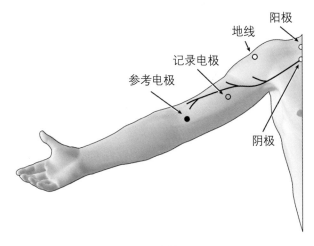

图 A1.9 肌皮神经 - 运动

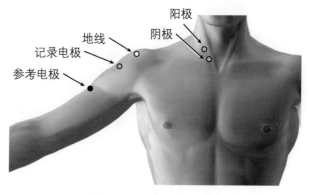

阳极

地线　阴极

记录电极

参考电极

图 A1.10　腋神经 - 运动

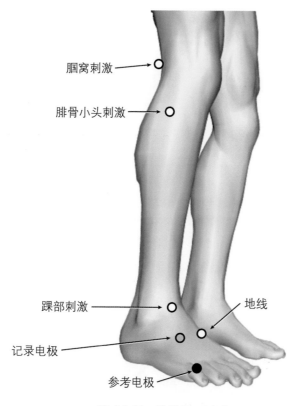

腘窝刺激

腓骨小头刺激

踝部刺激　地线

记录电极

参考电极

图 A1.11　腓神经 - 运动

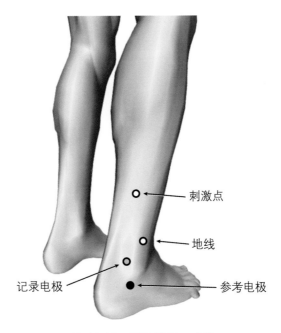

图 A1.12　腓肠神经 - 感觉

刺激点
地线
记录电极
参考电极

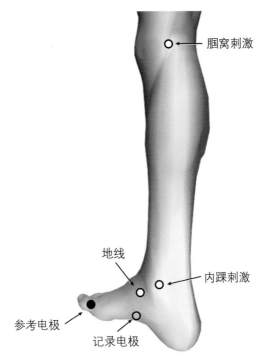

图 A1.13　胫神经 - 运动，踇展肌记录

腘窝刺激
地线
内踝刺激
参考电极
记录电极

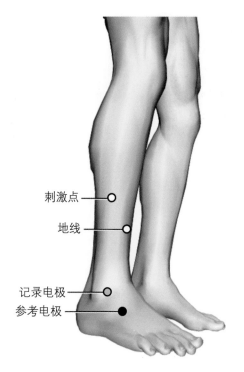

刺激点

地线

记录电极

参考电极

图 A1.14　腓浅神经 - 感觉（逆向）

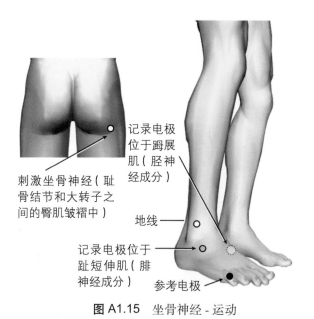

记录电极
位于踇展
肌（胫神
经成分）

刺激坐骨神经（耻
骨结节和大转子之
间的臀肌皱褶中）

地线

记录电极位于
趾短伸肌（腓
神经成分）

参考电极

图 A1.15　坐骨神经 - 运动

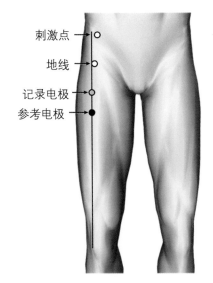

刺激点 →

地线 →

记录电极 →

参考电极 →

图 A1.16   股外侧皮神经 - 感觉（逆向）

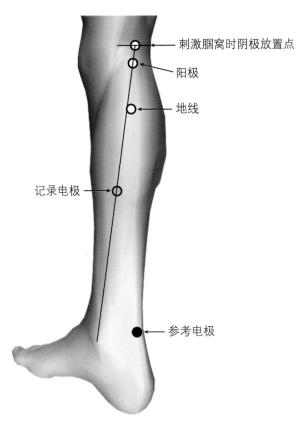

← 刺激腘窝时阴极放置点

← 阳极

← 地线

记录电极 →

参考电极 →

图 A1.17   H- 反射

表 5.4 的图（常见肌肉——神经支配、部位、针电极放置）

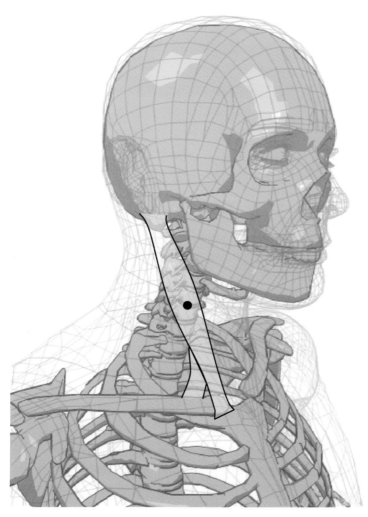

图 A2.1　胸锁乳突肌

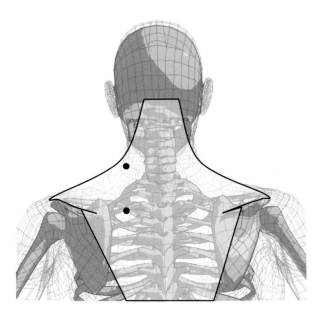

图 A2.2　斜方肌

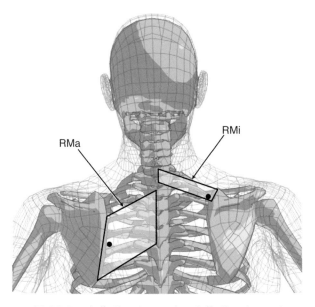

图 A2.3　大菱形肌（RMa）；小菱形肌（RMi）

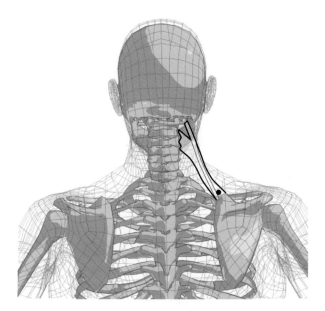

图 A2.4　肩胛提肌

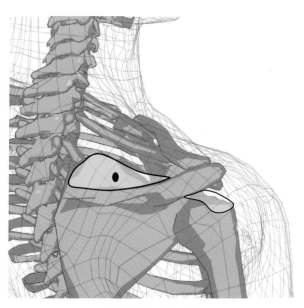

图 A2.5　冈上肌

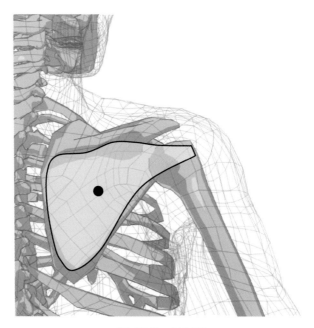

图 A2.6　冈下肌

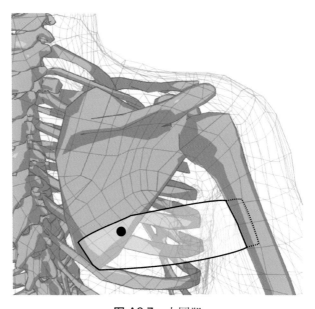

图 A2.7　大圆肌

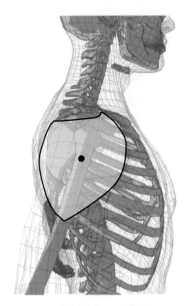

图 A2.8 三角肌

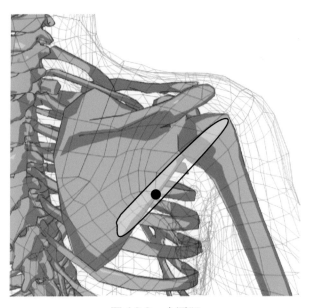

图 A2.9 小圆肌

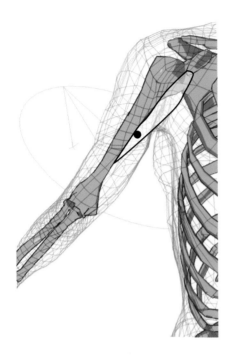

图 A2.10　喙肱肌

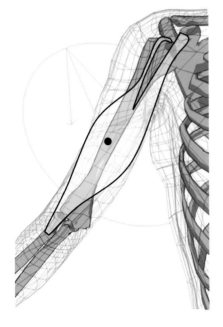

图 A2.11　肱二头肌

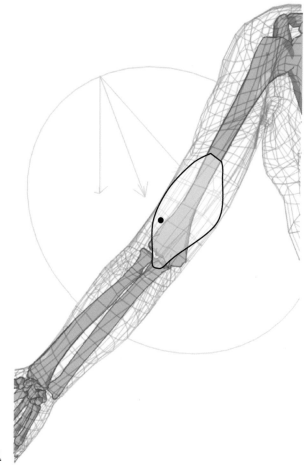

图 A2.12 肱肌

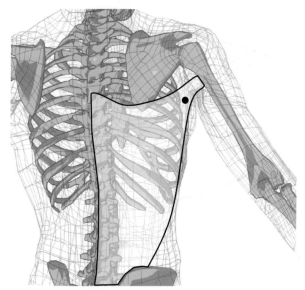

图 A2.13 背阔肌

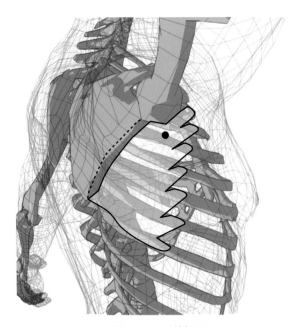

图 A2.14 前锯肌

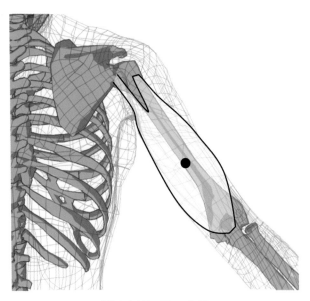

图 A2.15 肱三头肌

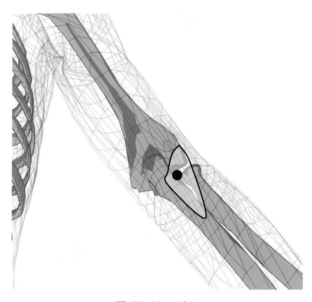

图 A2.16 肘肌

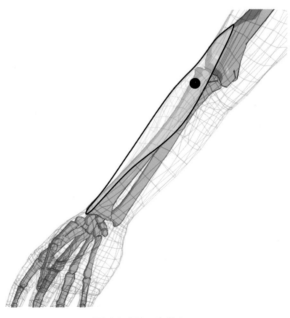

图 A2.17 肱桡肌

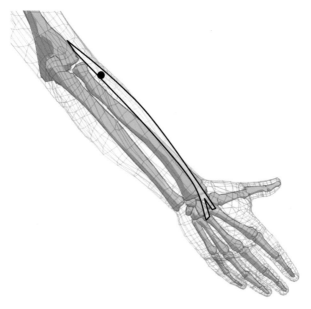

图 A2.18 桡侧腕伸肌（背面观）

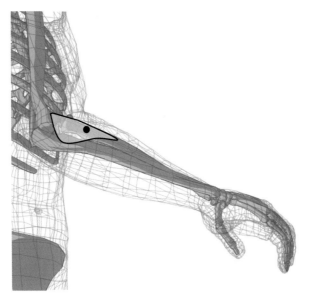

图 A2.19 旋后肌

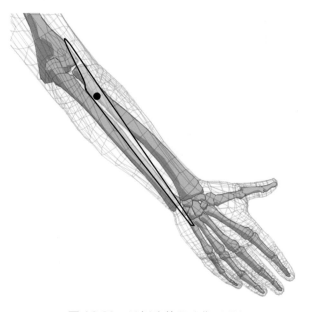

图 A2.20　尺侧腕伸肌（背面观）

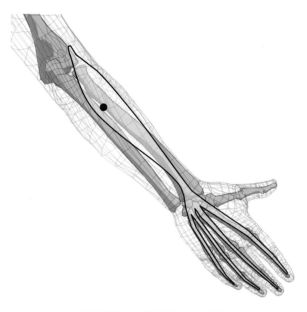

图 A2.21　指伸肌（背面观）

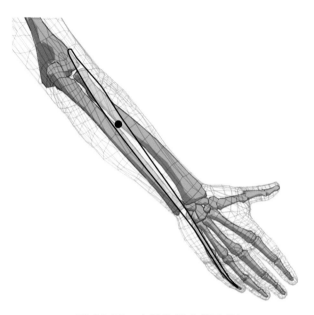

图 A2.22　小指伸肌（背面观）

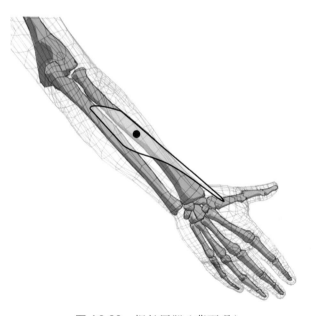

图 A2.23　拇长展肌（背面观）

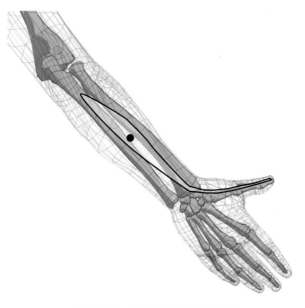

图 A2.24　拇长伸肌（背面观）

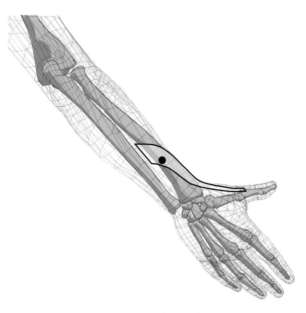

图 A2.25　拇短伸肌（背面观）

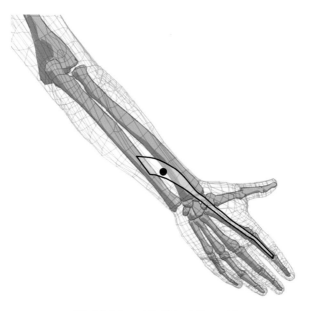

图 A2.26　示指伸肌（背面观）

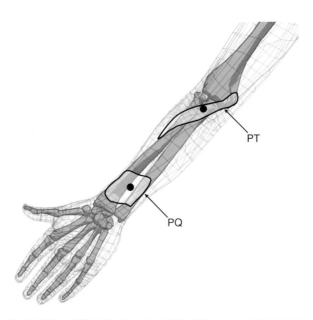

图 A2.27　旋前圆肌（PT）；旋前方肌（PQ）（腹面观）

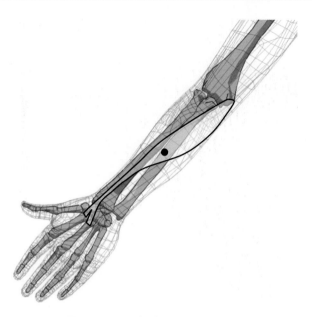

图 A2.28　桡侧腕屈肌（腹面观）

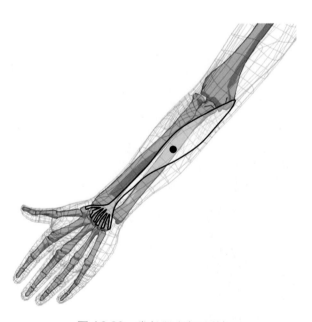

图 A2.29　掌长肌（腹面观）

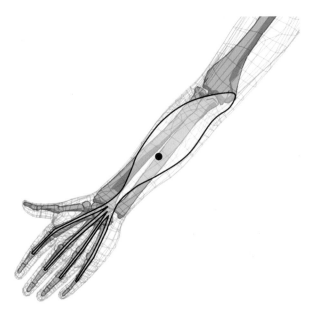

图 A2.30 指浅屈肌（腹面观）

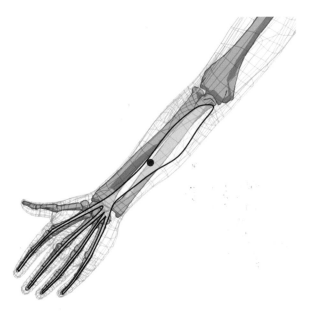

图 A2.31 指深屈肌（腹面观）

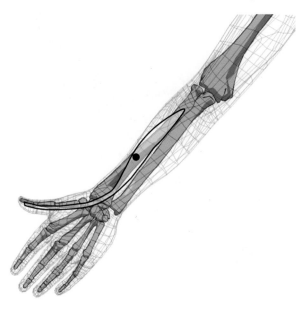

图 A2.32 拇长屈肌（腹面观）

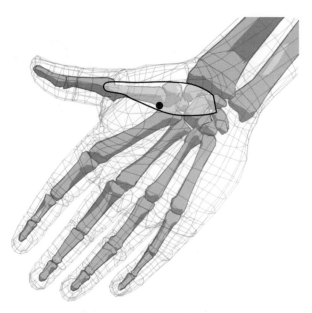

图 A2.33 拇短展肌（掌面观）

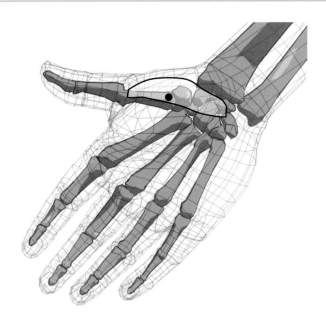

图 A2.34　拇对掌肌（掌面观）

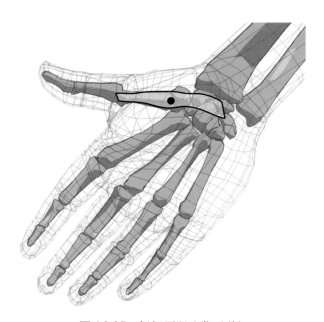

图 A2.35　拇短屈肌（掌面观）

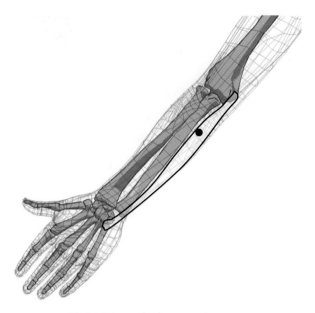

图 A2.36 尺侧腕屈肌（掌面观）

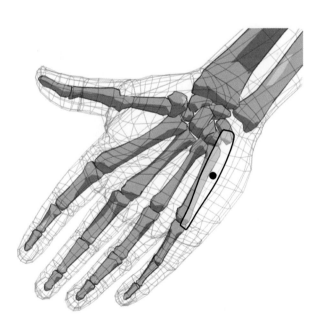

图 A2.37 小指展肌（掌面观）

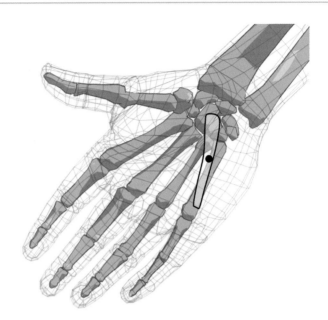

图 A2.38 小指对掌肌（掌面观）

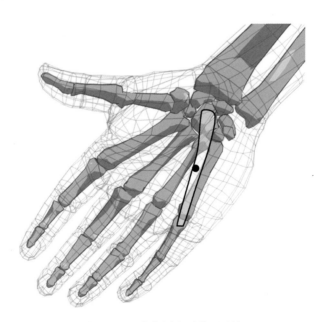

图 A2.39 小指屈肌（掌面观）

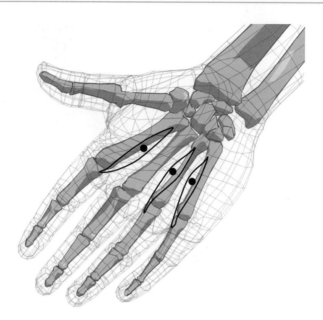

图 A2.40　掌侧骨间肌（掌面观）

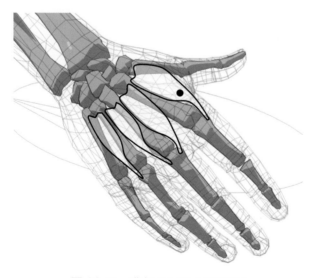

图 A2.41　背侧骨间肌（背面观）

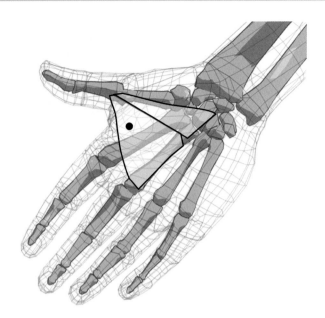

图 A2.42 拇收肌（掌面观）

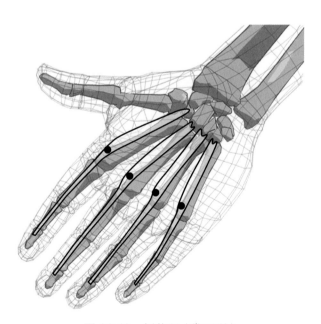

图 A2.43 蚓状肌（掌面观）

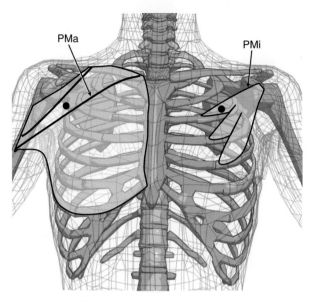

图 A2.44 胸大肌（PMa），胸小肌（PMi）

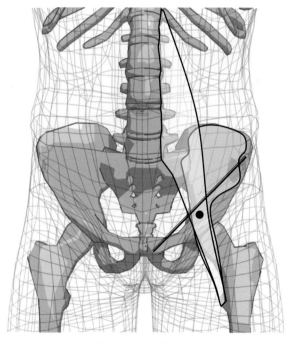

图 A2.45 髂腰肌

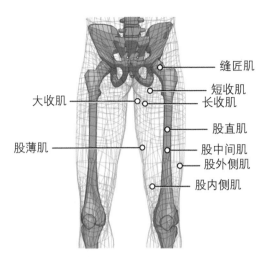

缝匠肌

短收肌

大收肌　　长收肌

股直肌

股薄肌　　股中间肌

股外侧肌

股内侧肌

图 A2.46　　大腿前肌群

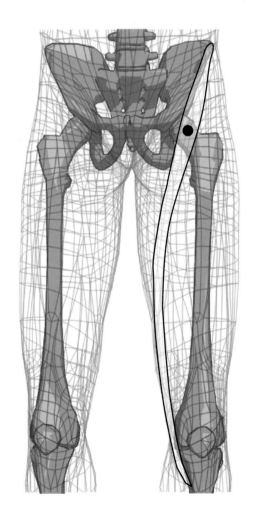

图 A2.47　　缝匠肌

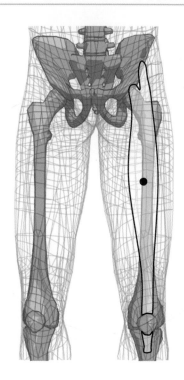

图 A2.48 股直肌

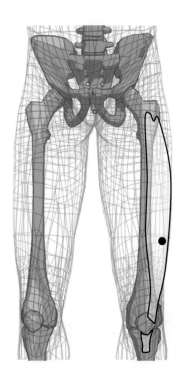

图 A2.49 股外侧肌

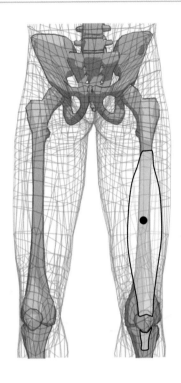

图 A2.50 股中间肌

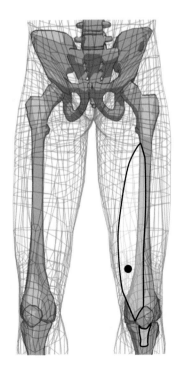

图 A2.51 股内侧肌

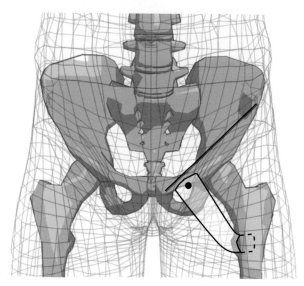

图 A2.52　耻骨肌

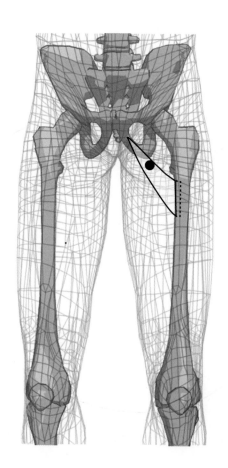

图 A2.53　短收肌

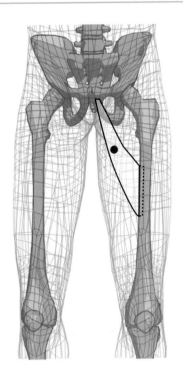

图 A2.54　长收肌

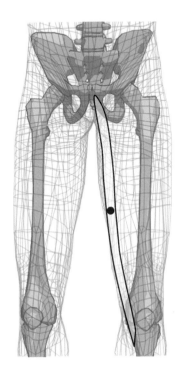

图 A2.55　股薄肌

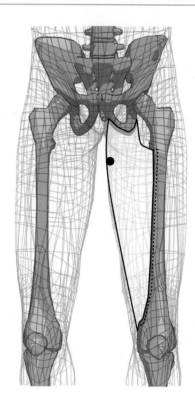

图 A2.56 大收肌

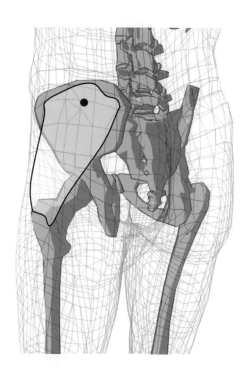

图 A2.57 臀中肌

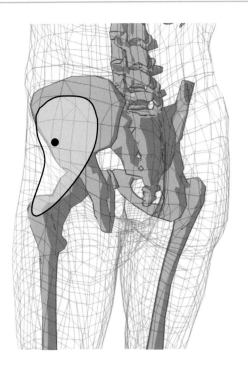

图 A2.58　臀小肌

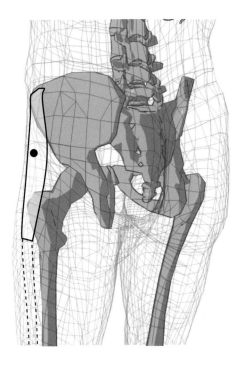

图 A2.59　阔筋膜张肌

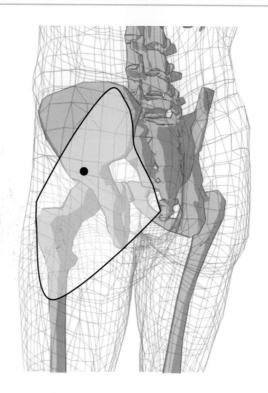

图 A2.60　臀大肌

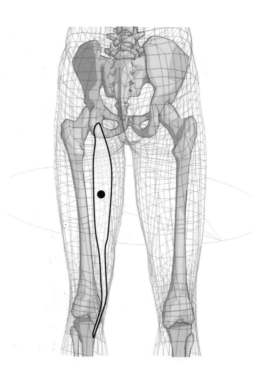

图 A2.61　半腱肌

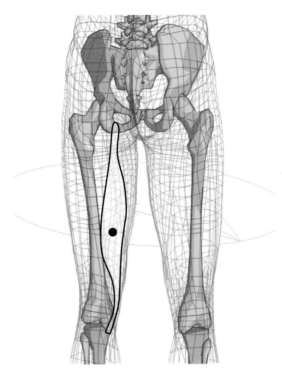

图 A2.62 半膜肌

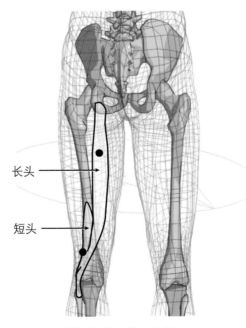

长头

短头

图 A2.63 股二头肌

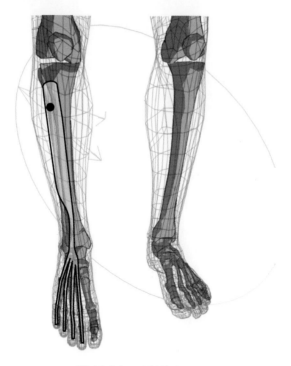

图 A2.64　趾长伸肌

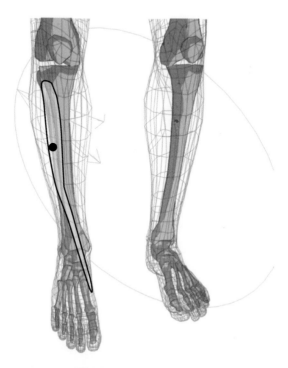

图 A2.65　胫骨前肌

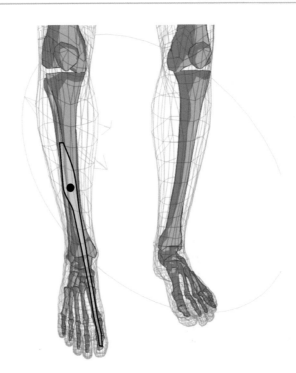

图 A2.66　蹬长伸肌

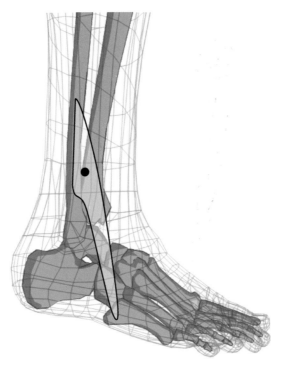

图 A2.67　第三腓骨肌

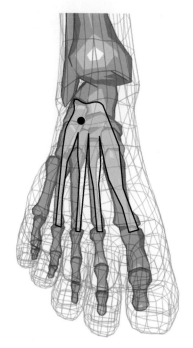

图 A2.68 趾短伸肌

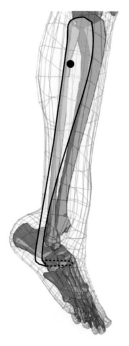

图 A2.69 腓骨长肌

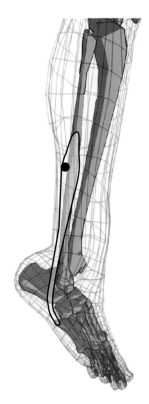

图 A2.70　腓骨短肌

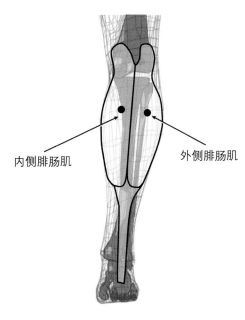

内侧腓肠肌　　　　　　　　外侧腓肠肌

图 A2.71　内、外侧腓肠肌

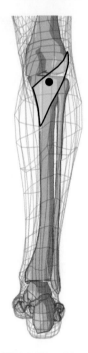

图 A2.72　腘肌

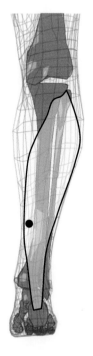

图 A2.73　比目鱼肌

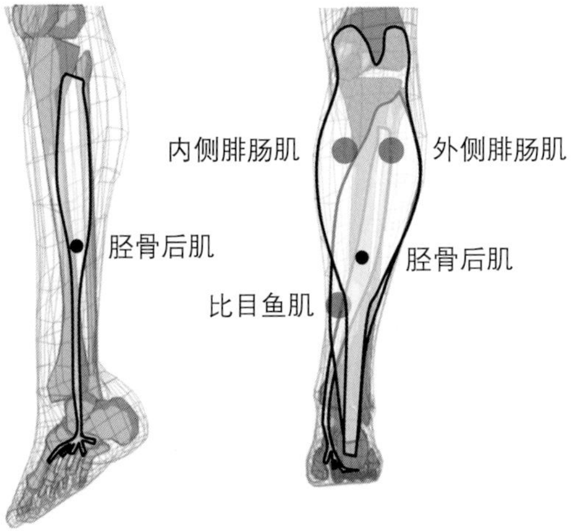

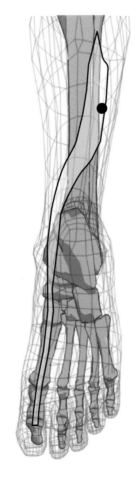

图 A2.74　小腿肌群

内侧腓肠肌　外侧腓肠肌

胫骨后肌

比目鱼肌　胫骨后肌

图 A2.75　踇长屈肌

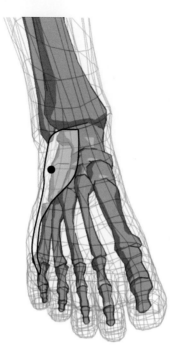

图 A2.76 小趾展肌

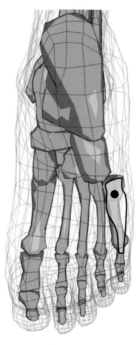

图 A2.77 小趾屈肌（跖面）

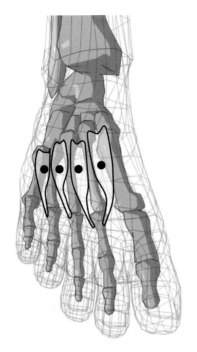

图 A2.78　背侧骨间肌

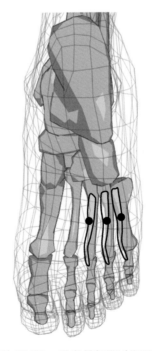

图 A2.79　足底骨间肌（跖面）

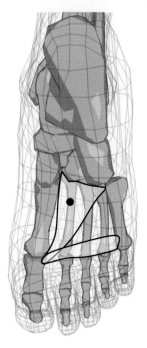

图 A2.80 踇收肌（跖面）

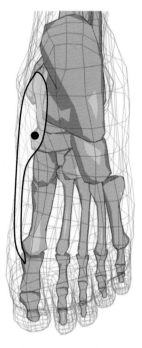

图 A2.81 踇展肌（跖面）

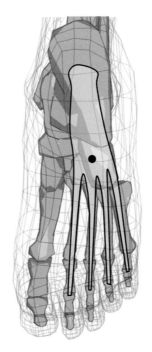

图 A2.82 趾短屈肌（跖面）

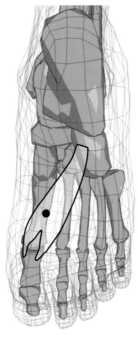

图 A2.83 姆短屈肌（跖面）

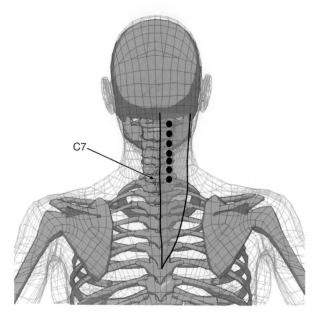

图 A2.84　颈段脊旁肌

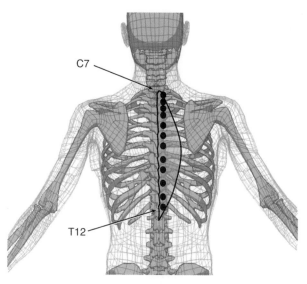

图 A2.85　胸段脊旁肌

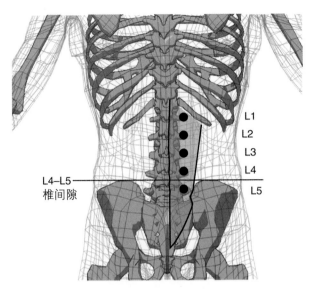

L1
L2
L3
L4
L4–L5
椎间隙
L5

图 A2.86   腰骶段脊旁肌

索 引